AF300265

EXAMEN

DE

DIVERSES CRITIQUES ADRESSÉES A LA PHRÉNOLOGIE,

Par le D^r DE LASIAUVE,
Médecin de l'hospice de Bicêtre.

Deux systèmes ont profondément remué le monde médical au commencement de ce siècle : celui de Broussais et celui de Gall. Mais tandis que la doctrine de l'irritation jetait ses dernières lueurs du vivant même de son auteur, la phrénologie, longtemps après la mort de Gall, continue à tenir les esprits en suspens. Si elle rencontre de redoutables adversaires, elle compte aussi de nombreux et puissants auxiliaires parmi les hommes les plus distingués de la science. Ce partage soutenu des opinions à l'égard des théories phrénologiques prouve au moins qu'elles ne sont pas tout-à-fait déraisonnables.

Parmi nos confrères, il en est peu qui soient restés complétement étrangers à ces théories. Toutefois, comme elles n'ont point une application immédiate à la pratique et qu'elles sont jusqu'à présent demeurées dans le domaine de la spéculation et de la curiosité, la plupart en

1

jugent sans trop les avoir approfondies, les approuvent
ou les rejettent plutôt par un sentiment instinctif de préférence ou de répulsion qu'en vertu d'une conviction ré-
fléchie. Quant à nous, la donnée qui sert de base au système de Gall nous a toujours paru ingénieuse et fondée,
surtout en tenant compte de la qualité en même temps
que de la masse de la substance cérébrale. Il nous répugnait
aussi de croire méritée l'accusation de matérialisme adressée
à ce système. Mais cette manière de voir, comme celle de la
majorité de nos confrères, résultait d'une appréciation *in
globo* à laquelle manquait la sanction d'une sérieuse étude
de la matière.

Dernièrement, une sorte de nécessité nous conduisit à un
examen plus attentif des idées de Gall. M. Flourens, déjà
précédé dans cette tâche par M. Dubois (d'Amiens), vient de
publier un écrit dans lequel le savant académicien s'élève
avec force contre la phrénologie. Cet écrit nous fut remis
pour être analysé ; et, comme sa lecture avait peine à nous
satisfaire, nous crûmes, dans l'intérêt d'une question qui
n'est pas sans importance, devoir nous livrer à quelques recherches, dont le résultat, en effet, fut d'amoindrir beaucoup
à nos yeux la valeur des objections présentées par les savants écrivains que nous venons de citer. Ces explications
font assez entrevoir l'origine et l'objet de ce mémoire. Il ne
contient point une apologie de Gall et de sa doctrine, mais
seulement le fruit de quelques méditations que nous voulons
soumettre au jugement de la société éclairée qui veut bien
avoir l'indulgence de nous entendre.

On ne s'est pas borné à critiquer les ouvrages de Gall, on
a outragé sa personne. Commençons par justifier la personne,
nous parlerons ensuite des ouvrages.

Les épithètes les plus dures ont été prodiguées à Gall.
Souvent on l'a traité de rêveur, d'orgueilleux, de fanatique,
de sophiste, et même de misérable charlatan. Rien n'est
moins équitable ; pour s'en convaincre il suffit de lire cet auteur. Parfois il se passionne pour ses idées, conduite toute
naturelle, puisqu'il les croit vraies ; mais, soit qu'il les expose ou les discute, jamais il ne sort des limites qu'imposent
les strictes convenances. Ses armes sont les faits et les preuves. La fécondité de ses ressources et la supériorité de sa

logique lui permettent aisément cette modération. Il faut en convenir, il y a tant de précision dans ses raisonnements, tant de justesse dans ses tableaux et d'entraînement dans son style, que Gall, s'il se fût abusé, ce qui est très possible, aurait été de bonne foi dupe de lui-même. Au reste, ce que ne savent pas une foule de gens qui, pour se glorifier d'un facile triomphe, sont en quête de faits particuliers qui contredisent son système, Gall n'a point l'extravagance qu'on lui prête volontiers de croire à l'infaillibilité de sa science. Le premier il en fait ressortir les difficultés et les incertitudes; le premier il signale les nombreuses causes d'erreur qui peuvent vicier les appréciations phrénologiques. Gall, en un mot, est un savant et non pas un énergumène.

Mais la sincérité ne préserve pas toujours de l'illusion. Voyons donc les arguments qu'on oppose à la doctrine elle-même. Ils sont nombreux et divers, et peuvent être résumés ainsi : Cette doctrine n'est point nouvelle; elle est fausse et dangereuse.

C'est une chose qui nous a toujours paru incompréhensible, de voir, quand on ne partage pas les vues d'un auteur, l'acharnement qu'on montre à lui en contester l'originalité. La vérité n'a rien à gagner à cela. Gall, pour asseoir les bases de son système, cherche à établir, après beaucoup d'autres, que l'intelligence réside exclusivement dans le cerveau; il n'affiche nullement la prétention d'avoir en démontrant ce fait opéré une découverte. Cependant M. Flourens, tout en reconnaissant à Gall le mérite *non médiocre* de l'avoir mieux que ses devanciers mis en évidence, ne s'évertue pas moins à prouver longuement que maint observateur avant lui ou de son temps professait l'opinion qui attribue les facultés intellectuelles à l'organe cérébral.

S'agit-il de son idéologie, de sa pluralité des organes, de sa pensée de déterminer les facultés et les penchants de l'homme par les différences plus ou moins relatives de la conformation du crâne, on ne manque point d'exhumer de quelque écrit ancien ou moderne des lambeaux ignorés, dont on forme après coup son système et qui attestent l'indigence du prétendu novateur. Galien, par exemple, estimait, au dire de M. Dubois (d'Amiens), les dispositions des individus d'après les formes extérieures de la tête. Comme Gall, il avait posé des règles de cranioscopie. Mais, je le demande, peut-on confondre de vagues aperçus, çà et là disséminés, éclos au hasard sous l'influence d'une inspiration individuelle plus ou sentie, et restés sans lien, avec une conception vaste et hardie qui relie autour d'elle dans un ordre admirable une multitude d'éléments qu'elle-même a véritablement enfantés, plutôt qu'ils ne l'ont produite? Est-il loyal de morceler les pensées d'un auteur pour les confronter une à une, celle-ci avec une pensée analogue d'un autre auteur, celle-là avec une pensée de tel autre encore, et ainsi de suite? Que d'écrits déchoiraient d'une légitime réputation acquise, si on les soumettait à pareille épreuve! A l'égard de certaines matières surtout, il n'y a pas une seule idée qui cent et cent fois n'ait été exprimée sous les nuances les plus diverses.

La distinction d'une œuvre se révèle par son ensemble, sa coordination, son objet et ses conséquences. Pour être juste envers Gall, sous ce rapport, il aurait fallu le placer en face du passé et de son propre siècle. Or, jamais entreprise semblable à la sienne a-t-elle été exécutée ou seulement conçue? On a appelé Gall par ironie le tome second de Lavater. D'abord, on s'est trompé en croyant faire une comparaison injurieuse. Si les applications de la physiognomonie ont été exagérées et faussées, les données en sont saisissables et peut-être vraies. Toutes nos habitudes laissent leur empreinte sur le corps : ce sont ces empreintes qui fournissent des traits au crayon des physiologistes littéraires. Les mouvements de l'âme ont leur expression sur la figure. Elle en reçoit inévitablement la marque, qu'un observateur sagace peut y découvrir. Le but du physiognomoniste est le même que celui du phrénologiste ; mais leurs principes sont essentiellement différents. L'un juge des dispositions et des qualités humaines d'après les traces de leurs efforts ; l'autre s'efforce de remonter jusqu'aux causes mêmes de ces dispositions. Veut-on, au reste, des preuves de l'originalité et de la nouveauté de la doctrine de Gall? Qu'on lise le récit si naturel des phases qu'a subies son idée ; comment de remarque en remarque il est parvenu à la mûrir, à l'étendre, à l'appliquer. Qu'on se rappelle l'étonnement qu'elle a produit dans le monde, la curiosité qu'elle a éveillée, l'ardente polémique dont elle fut l'objet. Oui, cette doctrine était bien nouvelle ;

car jamais on n'avait choqué aussi ouvertement les opinions reçues en philosophie, jamais on n'avait songé à faire jouer au cerveau le rôle que l'observation de Gall tendait à lui départir.

Mais qu'importe encore qu'elle soit ou non la propriété de Gall, si elle est sans fondement ? Deux ordres de reproches lui sont adressés : d'une part, on nie la suffisance des preuves; de l'autre, on bat directement en brèche les propositions fondamentales. Disons-le tout de suite, il nous semble qu'on a fait trop bon marché des unes et mal interprété les autres. Oubliant que des considérations n'ont de signification réelle que par leur somme, on a envisagé séparément, pour les affaiblir, chacune de celles sur lesquelles Gall s'appuie. Il serait aisé d'établir l'innocence d'un criminel contre lequel manqueraient des preuves directes, en brisant ainsi le lien des preuves morales qui l'accablent. Cite-t-il un grand nombre de faits et d'exemples historiques, on les rejette sous prétexte d'inauthenticité ou d'une vérification impossible. Cependant, où est le motif légitime de cette proscription quand les portraits tracés par les artistes concordent à peu près invariablement avec les caractères transmis par l'histoire ? Enfin, on a fait penser et dire à Gall ce qu'il n'a point pensé ou ce qui ne se trouve qu'en apparence dans ses paroles.

Au reste, pour apprécier la force des argumentations contre Gall, suivons-le pas à pas dans la route qu'il a parcourue. Écolier sur les bancs, un fait vient frapper sa jeune imagination. Parmi ses condisciples, il en est qui se distinguent par leur prodigieuse mémoire. Vainement, quand il s'agit d'apprendre par cœur, fait-il tous ses efforts, il ne peut parvenir à les égaler, quoiqu'il les surpasse dans les compositions. C'est alors qu'au milieu de sa surprise il observe chez tous une disposition commune, de grands yeux saillants. Une telle coïncidence aurait-elle été fortuite ? cela ne lui semblait pas supposable. Bien plus, à force de réfléchir à cette idée qui lui revient sans cesse à l'esprit, il finit par se persuader que si la mémoire se traduisait ainsi par des signes extérieurs, il n'y aurait rien de surprenant qu'il en fût de même des autres dispositions ou facultés intellectuelles. Le voilà donc poursuivant le cours de ses observations et cher-

chant sur la tête les traits distinctifs des mœurs, des penchants, des aptitudes, etc., des divers individus. Cet examen
confirme, en effet, ses prévisions. Partout il constate une
évidente analogie entre les qualités et les formes; d'où il
conclut que les qualités ne pouvant avoir leur siége que dans
le cerveau, c'est de cet organe seul que la tête emprunte les
accidents de ses formes, et partant que la diversité originelle
de ces mêmes qualités chez les hommes, réserve faite de l'activité fonctionnelle, devrait puiser sa source dans l'inégal
développement des différentes parties de leurs cerveaux :
conclusion rigoureuse, en admettant que son travail fût
juste.

Cette manière de procéder répond victorieusement, à
mon avis, à l'une des plus graves objections qu'aient for-
mulées, chacun à sa manière, MM. Flourens et Dubois
(d'Amiens), celle qui accuse Gall d'être parti de l'hypothèse
de la multiplicité des fonctions cérébrales pour arriver à
celle de la pluralité des organes, et d'avoir ensuite prétendu
justifier la première par la seconde. Si Gall n'a échafaudé
qu'un roman, il n'a pas cru assurément lui donner une base
fictive; il n'imagine point, il tire de faits exacts à ses yeux
des inductions naturelles. D'abord celui de la variation des
facultés natives n'est aujourd'hui un objet de doute pour
personne. Gall, en signalant cette variation, n'a donc in-
venté gratuitement ni ces facultés, ni leurs forces relatives.
Ensuite, la correspondance qu'il indique comme à peu près
constante entre certaine condition organique et la prédominance de l'une de ces facultés, la mémoire, est réelle ou
ne l'est pas. Si cette correspondance n'existe pas, Gall se
serait appuyé sur un fait mal observé et non sur une hypothèse. Si, au contraire, elle existe, n'aurait-il pas été rai-
sonnablement fondé à soupçonner une même condition organique particulière pour les autres facultés, et par conséquent une sorte d'indépendance entre elles. Jusqu'ici, on le
voit, point de *physiologie* cérébrale qui nécessite la création
d'une *anatomie* cérébrale, mais de simples soupçons qui
appellent l'expérimentation. Aussi Gall se livre-t-il à des ex-
périmentations répétées; qu'on en blâme l'inexactitude,
n'importe, ce sont toujours des expériences; on peut opé-
rer mal et n'être pas moins pour cela dans la voie logi-

que. Devant l'observation, qui désormais lui sert de principe et de guide, s'efface la donnée indécise qui l'a conduit à ses investigations; c'est ce qu'il ne faut pas perdre de vue. Son premier soin, en conséquence, a été d'accumuler des matériaux et de les mettre en œuvre, c'est-à-dire de les appareiller et de les classer. Ce n'est qu'après, que lui est venue l'idée définitive; sans toutefois négliger ce qu'elles ont de solidaire, d'envisager les facultés comme autant de choses distinctes, et d'en rattacher l'exercice à des organes spéciaux, quoique difficiles à délimiter. En un mot, la doctrine phrénologique sort de cette élaboration et n'est point, comme on l'a dit légèrement, le fruit d'une création imaginaire. Pour la renverser, il ne suffit donc pas d'un simple souffle, il faut saper l'observation même sur laquelle elle repose.

Voici une première objection : « Gall, dit M. Flourens, considère le cerveau pris en masse comme l'organe de l'âme. Or, j'ai prouvé par des expériences que le cerveau est au contraire un organe multiple, composé de quatre organes particuliers : le cervelet, où siége le principe coordonnateur des mouvements de locomotion; les tubercules quadrijumeaux, qui animent le sens de la vue; la moelle allongée, qui préside à la respiration; enfin les hémisphères proprement dits, où réside exclusivement l'intelligence. » Il y aurait beaucoup de remarques à faire sur ces différents points. D'abord, relativement aux organes des facultés intellectuelles et morales, M. Flourens viendrait plutôt ici à l'appui de Gall qu'il ne lui serait contraire, puisque ce dernier place ces organes à la périphérie du cerveau. Quant aux usages du cervelet, son volume justifierait assez l'idée, émise depuis, qu'il remplit une double fonction; et, certes, les preuves accumulées pour démontrer l'influence de son activité sur le penchant à la reproduction ne sont pas sans force. Mais supposons aux expériences de M. Flourens la portée qu'il leur accorde, que s'ensuivrait-il ? Rien autre chose sinon que Gall aurait commis une erreur dans une de ses localisations; erreur en aucune façon compromettante pour le principe phrénologique, et qui contraindrait seulement à une modification dans les rôles assignés aux organes cérébraux; M. Flourens en convient lui-même; la question serait entièrement réservée à l'égard des hémisphères.

Aussi est-ce sur ce point que vont porter tous ses efforts. Cette fois encore il a recours aux mutilations des animaux, qui fournissent également des armes à M. Dubois (d'Amiens). « On peut, dit-il, enlever à un animal, soit par devant, soit par derrière, par les côtés ou par en haut, une portion assez étendue de son cerveau sans qu'il perde aucune de ses facultés ; mais si, la lésion pénétrant plus avant, il vient à en perdre une seule, à l'instant toutes les autres sont anéanties. » De ces faits il déduit cette double conclusion tendant, selon lui, à démontrer l'unité intellectuelle, 1° que les hémisphères cérébraux concourent, par tout leur ensemble, à l'exercice de l'intelligence ; 2° qu'il n'y a pas de siéges divers pour les diverses facultés.

En général, on ne saurait montrer trop de discrétion dans l'application à l'homme des résultats des expériences sur les animaux ; cette obligation est surtout impérieuse quand on compare des fonctions aussi dissemblables par leur nombre et leurs manifestations que celles dont il s'agit ici. Mon esprit, je l'avoue, se confond à chercher la raison de ce qu'avance M. Flourens ! Quoi ! tous les points du cerveau concourent à l'exercice de l'intelligence, et cette intelligence peut ne subir aucune altération par la destruction d'une grande partie de l'organe cérébral ! Puis on ajoute à la masse de la substance enlevée une seule parcelle, et le flambeau, naguère plein d'éclat, s'éteint tout à coup sans laisser le moindre vestige ! Vraiment de telles contradictions sont-elles possibles ? On conçoit, à la rigueur, qu'une besogne répartie entre différents ouvriers puisse être faite malgré l'absence d'un certain nombre ; mais ce qui est beaucoup moins compréhensible, c'est que cette même besogne se trouve absolument arrêtée sitôt, par exemple, qu'un des ouvriers a le plus petit mal au doigt, ou, en d'autres termes, que le demeurant du cerveau mutilé cesse de fonctionner faute d'une molécule impondérable. De deux choses l'une, cette molécule loge l'âme ou elle ne la loge pas. Dans le premier cas, et à coup sûr on ne reculerait pas devant cette alternative, si ce précieux siège était toujours unique et ne variait suivant les endroits où s'opère la section des couches cérébrales ; dans le premier cas, dis-je, l'affirmation que le cerveau concoure à l'exercice de l'intelligence par tout son ensemble est un non-sens; dans le second, on ne se rend pas mieux compte de l'inertie totale des portions que respecte le scalpel ou le caustique de l'expérimentateur. Tel est l'embarras où jettent des assertions tranchantes et peu réfléchies!

Quelle est, d'ailleurs, la valeur des preuves dont on étaie ces assertions? Par quel moyen s'est-on assuré de tous les instincts et de toutes les facultés d'un animal? Comment, durant les observations, a-t-on pu apprécier d'une manière positive que ces instincts et ces facultés restaient entièrement intacts jusqu'au moment donné de leur extinction subite, après l'ablation d'une dernière lame de substance encéphalique? On détruit chez des pigeons la majeure partie des lobes cérébraux, et leur état normal ne semble pas changé; on fait une plaie plus profonde, l'audition et la vue sont abolies en même temps que les facultés intellectuelles et perceptives. Mais quoi de surprenant, quand la perception cesse d'avoir lieu, que les fonctions des sens disparaissent elles-mêmes? L'accomplissement de ces fonctions n'est-il pas intimement lié à celui des phénomènes de perception? Puis suffit-il qu'une se trahissent point au dehors des marques d'une sensible stupidité pour que, sur cette seule apparence, on affirme l'intégrité des facultés? Ne prend-on pas ici pour ces mêmes facultés un sentiment confus de l'existence qui permet encore l'exercice des sens? Que dis-je? cet exercice des sens lui-même, avant son anéantissement définitif, est-il aussi parfait qu'on aime à le prétendre? Ce qu'il faudrait examiner, ce n'est pas seulement si tel ou tel animal privé d'une certaine portion de cerveau voit et entend, mais s'il entend ou voit aussi distinctement et aussi loin qu'auparavant, et surtout s'il possède au même degré ses aptitudes, ses penchants et ses goûts: la tourterelle, par exemple, son invincible attachement pour sa compagne; le chien, sa fidélité pour son maître et son ardeur pour la chasse; le chat, son empressement à guetter et à surprendre la souris; l'hirondelle, son habileté à bâtir son nid; le rossignol, la flexibilité de sa voix mélodieuse; les animaux de proie leur instinct de carnage, etc., etc. Au lieu de cela on se borne à exposer des expériences brutes et incomplètes,

Mais ces expériences ne sont pas seulement insuffisantes ; elles sont encore contredites par des expériences contraires. Qui ne connaît celles si ingénieuses et si détaillées par lesquelles M. Bouillaud a démontré que l'enlèvement d'une portion de cerveau seulement ne prive les animaux que d'une portion de leurs facultés ?

Ce qui a lieu de surprendre, c'est la facilité avec laquelle M. Dubois (d'Amiens), toujours si judicieux, s'abuse sur ces faits. Pour lui, les observations de M. Flourens, celles de M. Hertwigg, qui a coupé les lobes postérieurs du cerveau, celles aussi de M. Bouillaud, qu'il englobe très mal à propos avec les précédentes, malgré leur différence et les conclusions opposées de l'auteur, ont une seule et même signification. Il n'est frappé ni de l'insignifiance des uns, ni de la valeur des autres, et il reproduit de la meilleure foi du monde les fragiles explications de l'honorable secrétaire de l'Académie des sciences.

M. Dubois (d'Amiens) s'est particulièrement attaché à combattre Gall sur le terrain de la pathologie. Basé sur sept à huit cents faits d'autopsie cadavérique dont il présente le résumé en divers tableaux, il arrive à formuler les propositions suivantes : « Quel que soit, dit-il, le siège des lésions plus ou moins étendues qu'on rencontre dans le cerveau, les désordres fonctionnels qui leur correspondent sont constamment du même ordre, c'est-à-dire des troubles généraux des facultés intellectuelles ou sensoriales. Or, ajoute-t-il, si la doctrine de Gall était vraie, il devrait y avoir, dans tous les cas d'altération circonscrite, des changements dans les fonctions spéciales des parties affectées.

Nous reviendrons tout à l'heure sur le mérite des faits qui ont servi à M. Dubois (d'Amiens) de point de départ et dont le nombre est de nature à en imposer. Examinons auparavant en elles-mêmes ses propositions qui sont évidemment trop absolues. Pour soutenir la première, il est manifeste qu'il faut rejeter jusqu'à la possibilité des lésions partielles de l'intelligence et des facultés morales et affectives ; car admettre cette possibilité serait implicitement reconnaître celle d'états organiques susceptibles de produire ces lésions. M. Dubois (d'Amiens), en effet, ne recule pas devant cette conséquence à laquelle il est invinciblement conduit. Selon lui, il n'y aurait ni pertes isolées des facultés mentales, ni monomanies réelles. Ce qu'on appelle monomanie ne serait autre chose qu'une forme de l'aliénation générale, qu'un délire prédominant empruntant, sans doute, ses caractères au milieu moral dans lequel sont placés les individus. Il oppose même à Gall, à cette occasion, les objections par lesquelles ce dernier combat certaines aberrations partielles admises par Pinel et Esquirol et portant sur les attributs de l'esprit, l'attention, la perception, la comparaison, etc. « Comment veut-on, s'écrie-t-il, que l'esprit pèche soit dans l'association des idées, soit dans leur comparaison, sans pécher en même temps dans le jugement qu'il portera sur ces mêmes idées et dans les déterminations qu'il prendra d'après ce même jugement ? »

Sans contredit, beaucoup de monomaniaques sont dans le cas qu'indique M. Dubois (d'Amiens), et ne sont réputés tels, quoiqu'ils extravaguent sur toutes choses, que parce que leurs préoccupations se concentrent plus obstinément dans un cercle déterminé d'idées. Au point de vue où nous sommes, il y aurait bien sur ce genre de fous quelques remarques à faire ; passons, toutefois, condamnation. Mais il en est d'autres aussi chez lesquels s'observe, en dehors du sujet de leur délire, une raison presque normale ; et à cet égard mille faits dans la science et dans la pratique viendraient au besoin protester contre l'opinion de M. Dubois. Il n'est aucun médecin un peu répandu qui n'en puisse citer d'incontestables. Pour mon compte, j'en ai observé plusieurs. L'un d'eux, concernant un homme dont les tourments de la jalousie avaient troublé la raison, est assez remarquable. Cet homme était en proie aux plus tristes hallucinations ; il s'imaginait qu'il était menacé sans cesse, et que sa petite fille, âgée de dix ans, était poursuivie par un jeune homme qui cherchait à la séduire et par une bonne femme qui voulait l'*endoctriner*. Un jour, étant sous l'empire de ces illusions, il court furieux après le jeune homme qui passait et qui ne dut qu'à l'agilité de sa course le bonheur de pouvoir se soustraire à une dangereuse attaque ; quelques moments après, rencontrant la bonne femme, il se précipite sur elle, l'assomme de coups et la laisse pour morte sur la place. On l'enferme, il reprend son calme et ne manifeste aucun regret des actes qu'il a commis. Dans la conversation on ne se serait pas douté de son état, si quelques mots n'eussent provoqué de temps en temps la manifestation de ses idées délirantes. Il se livrait même dans sa prison, où on avait fini par le laisser libre, à un travail régulier et assidu.

Un pauvre artiste, d'un caractère vaniteux, avait été jeté par l'insuccès et la misère dans une sombre mélancolie. Souvent il se tenait pendant des heures entières à l'écart, dans l'immobilité de l'extase. Quelques paroles mystiques témoignaient par intervalles de ses entretiens avec des génies dont les inspirations devaient le conduire à la gloire et sous la domination desquels il se disait être. Il était difficile de l'arracher à ses pensées auxquelles il revenait sans cesse. Mais si l'on parvenait à captiver son attention par un discours de son goût, sur la peinture, la littérature, le théâtre, etc., il raisonnait avec bon sens et d'une manière suivie.

Il existe dans mon pays une sorte de prophète à qui des puissances occultes font des révélations. Il raconte à ce sujet des choses incroyables et se livre parfois, sous prétexte d'obéissance à leurs commandements, aux plus singulières démarches. Or, ce prophète est un citoyen rangé, laborieux, et qui ne diffère point de ses semblables dans les autres actes de la vie.

Quand on étudie, en effet, comme nous avons essayé de le faire dans un travail récemment lu à l'Académie de médecine, l'origine et les développements des diverses espèces d'aliénation mentale, on s'explique aisément les monomanies simples et les complications qui, dans la plupart d'entre elles, amènent par le progrès des idées exclusives l'oppression des facultés générales de l'intelligence.

Le difficile, il est vrai, est de les rattacher à des conditions matérielles constantes. Il faut l'avouer, les recherches auxquelles se sont adonnés Gall et ses disciples pour arriver à ce résultat ont été jusqu'à présent peu fructueuses. Tout ce qu'ils ont recueilli se borne à quelques observations vagues et isolées, que nous passerons même sous silence, parce qu'on les tiendrait pour suspectes en les qualifiant du nom d'anecdotes ou de coïncidences.

Néanmoins, malgré ces circonstances, qui donnent à la deuxième proposition de M. Dubois (d'Amiens) une grande apparence de force, on peut différer avec lui sur la nécessité que cette proposition consacre.

D'abord on remarquera que le cerveau est double, et que vraisemblablement la nature l'a voulu ainsi afin qu'au besoin l'un des deux hémisphères pût suppléer l'autre. Il faudrait donc, pour qu'une lésion limitée du cerveau entraînât fatalement la perte ou la perversion d'une de ses fonctions spéciales, que cette lésion portât à la fois sur le même organe des deux côtés, ce qui n'arrive jamais. Ensuite on ne découvre les altérations anatomiques qu'après la mort. Or, en supposant qu'on forme quelque diagnostic juste, le plus souvent l'occasion n'est point offerte d'en vérifier l'exactitude par l'autopsie. Dans les cas, au contraire, où l'on constate une désorganisation locale sur le cadavre, il est rare que l'attention se soit fixée sur les phénomènes spéciaux existants pendant la vie, ou bien l'on ne songe guère alors à les confronter avec cette désorganisation. De là il résulte que la relation des changements organiques circonscrits avec les troubles partiels des facultés cérébrales, contestée par M. Dubois (d'Amiens), pourrait avoir lieu, quoique la démonstration n'en ait point été faite, parce qu'en effet cette démonstration est presque impossible à faire. D'un autre côté, l'activité des fonctions spéciales du cerveau n'est pas incessante et d'ailleurs ne se montre pas toujours aux yeux. Qu'un obstacle réside dans le cœur, à l'instant le trouble de la circulation en rend la présence manifeste ; tandis que les facultés, les penchants et les affections sont susceptibles d'une infinité de variations dont soi-même quelquefois on n'a pas la conscience. Un peu plus ou un peu moins d'inclination au plaisir ou à la tendresse, de propension à l'intérêt ou aux querelles, d'aptitude à son industrie, à son art ou à sa science, ne se remarque guère. Il y a mille chances aussi pour que la petite altération matérielle que l'on admet atteigne un organe qui n'entre jamais ou qui ne trouve jamais l'occasion d'entrer en exercice, par exemple l'organe de la poésie et du calcul chez un bûcheron, celui de la combativité ou de l'habitativité chez un poète, etc., en sorte que dans tous ces cas les effets maladifs resteront tout-à-fait latents. Il est probable aussi que les phénomènes cérébraux sont des actes compliqués auxquels concourent différentes parties, et que la maladie d'une de ces parties ne constitue point un empêchement absolu à leur accomplissement. Enfin, si l'on ajoute à cette probabilité la présomption plus grande encore que l'influence d'une intelligence saine sous tous les autres rapports doit corriger ordinairement les écarts d'une seule faculté en désordre, on concevra avec quelle réserve mérite d'être envisagée la question de pathologie phrénologique qui nous occupe, combien d'obscurités l'environnent et quelle réunion d'éléments difficiles à acquérir sont nécessaires pour sa solution.

Ces réflexions nous ramènent naturellement aux faits invoqués par M. Dubois, et vont nous aider à les apprécier. L'auteur range d'abord ces faits en deux catégories, suivant que le mal siége à la région antérieure ou à la région postérieure du cerveau. Chacune de ces catégories forme ensuite trois divisions d'après les parties affectées, soit les membranes ou la substance isolément, soit simultanément les deux. Vient enfin l'exposé des divers genres de lésions avec l'indication en regard des accidents culminants éprouvés par les malades. Il passe en revue tour à tour les hypertrophies, les adhérences, les productions anormales, les épanchements sanguins ou séreux, les suppurations, les ramollissements, les indurations, les dépressions du crâne, etc., auxquels il assigne pour symptômes correspondants l'un ou l'autre des états qui suivent : tantôt la céphalalgie, le délire, le coma, la stupeur, l'aliénation, la manie, les affections morales, l'apoplexie, la perte de mémoire, d'autres fois la paralysie, les convulsions épileptiques ou autres, l'embarras de la parole, la faiblesse de la vue, la cécité, etc., etc. Puis il se récrie en faisant admirer à ses lecteurs dans les divers cas la similitude des phénomènes qui n'ont rien de commun avec la perturbation des facultés reconnues par Gall.

Singulier effet de la prévention ! Quelle autorité peut donc avoir une pareille nomenclature où chaque maladie se résume par un nom et un symptôme, où l'on n'en indique ni le lieu précis, ni l'étendue, ni la profondeur, ni les causes et les progrès, etc.? Où est la certitude que dans les détails des observations rien n'eût dénoté quelques-unes de ces perturbations que l'on proscrit si cavalièrement ? Où est la garantie que l'on ait soumis les malades à de suffisantes épreuves, que l'on ait interrogé avec soin les différentes facultés intellectuelles, morales, affectives, instinctives, sensoriales pour en déterminer la situation véritable, si encore cette détermination aurait pu toujours être complètement possible? A nos yeux, la signification de ces faits écourtés est tellement sans importance, qu'après les considérations dans lesquelles nous sommes précédemment entré, nous croyons superflu d'insister davantage à leur sujet.

Passons à une autre série d'objections. « L'intelligence est une, disent MM. Flourens et Dubois (d'Amiens), et Gall reconnaît autant d'intelligences particulières qu'il y a de facultés distinctes ou plutôt qu'il distingue lui-même de facultés, c'est-à-dire vingt-sept. Et ces intelligences, selon lui, indépendantes et ayant chacune une case spéciale dans le cerveau, possèdent tous les pouvoirs de l'intelligence proprement dite, la perception, l'attention, la comparaison, etc. » M. Flourens, surtout, a fait de ce point l'objet principal de ses attaques. Mais nous le suivrons peu dans sa longue argumentation, qui, à l'égard de Gall du moins, nous paraît reposer entièrement sur un malentendu. Cette argumentation tombera d'elle-même, si nous parvenons à mettre le malentendu en évidence.

Il y a longtemps qu'on discute sur l'essence de l'âme, sur la nature du moi, ou, en un mot, sur le principe de l'intelligence, ce qui est tout un. M. Flourens croit en avoir prouvé l'unité par ses expériences dont nous avons vu la faiblesse. Il s'appuie aussi sur des preuves morales, que nous ne voulons point contester. Seulement nous ferons la remarque que ces preuves morales ne sont que des considérations incapables de convaincre un adversaire incrédule. L'existence de l'âme, son union à la matière sont des mystères devant lesquels échouent tous les raisonnements humains; à plus forte raison, la notion de ses qualités est-elle incompréhensible. En se prononçant d'une manière affirmative sur le caractère fondamental de cet être mystérieux, sur son unité, M. Flourens supprime donc de son autorité privée l'une des éternelles énigmes proposées à notre orgueil. Tout ce que notre imagination se figure, quand nous réfléchissons, c'est que la matière ne peut rien par elle-même, qu'elle a dû obéir pour son organisation à une force animée, qui continue son action dans le corps organisé. Quand nous méditons sur cette force elle-même, il nous semble aussi qu'elle ne peut être qu'une, quoique nous soyons justement étonnés de la diversité des modes par lesquels elle se révèle. Là se borne notre science, à un sentiment qui nous porte à croire. Nous ne connaissons pas, nous croyons. La religion seule donne la certitude à cet égard, en imprimant le sceau de la foi à notre croyance.

Au reste, proclamons-le, loin d'avoir voulu combattre par ces réflexions l'unité de l'intelligence, notre assentiment lui est acquis. Ce que nous désirons établir ici, c'est que, contrairement à ce qu'on avance, la doctrine de Gall ne porte aucune atteinte à cette unité.

La lettre tue et l'esprit vivifie. Sans contredit, si l'on interprète judaïquement certains passages de Gall, on pourra motiver le reproche qu'on lui adresse. Il est malaisé d'arriver tout d'un coup à la perfection de la langue d'une science qu'on crée. Soit à cause de la multiplicité d'aspects offerts par les phénomènes cérébraux, ou des acceptions diverses dont sont susceptibles les termes qui les expriment, l'illustre phrénologue n'a pas toujours sévèrement délimité ses appellations. Les mots de forces primitives, fondamentales, de facultés, d'intelligences, un peu détournés de leur sens habituel, se produisent avec je ne sais quoi de vague dans sa nomenclature. Cette circonstance n'abuse pas seulement les lecteurs, elle jette un nuage sur ses propres pensées. Tout convaincu qu'il était de son orthodoxie, il n'en avait point la perception très claire. Aussi, quand de son temps on l'accusait, comme à présent, de substituer à une intelligence unique une foule d'intelligences partielles, quoiqu'il protestât contre une accusation dont il sentait profondément l'injustice, il ne lui opposait pourtant qu'un raisonnement embarrassé et sans valeur. Ce raisonnement souvent reproduit depuis par ses disciples, consistait à dire qu'entre lui, qui reconnaissait vingt-sept facultés, et ses adversaires qui en admettaient sept seulement, il n'y avait que la différence du nombre, et que, par conséquent, il était avec eux et au même titre qu'eux coupable ou innocent du crime de détruire l'unité de l'intelligence. Gall ne songeait pas, en effet, que les facultés attribuées à l'âme par les philosophes ont si peu d'analogie avec les siennes qu'il les a exclues de sa classification, où ne figurent ni l'attention, ni le jugement, ni la comparaison, ni la volonté, etc. A la vérité nous ne comprenons pas l'âme, mais, telle que nous la concevons, il ne nous répugne point de concentrer en elle les facultés générales, c'est-à-dire le pouvoir des opérations par lesquelles elle se manifeste et sans le concours desquelles aucun acte coordonné ne peut s'accomplir; tandis qu'il est loin d'en être de même de ces facultés complexes et individuelles auxquelles la phrénologie assigne un siége séparé dans l'organe cérébral.

Gall n'a point senti et n'a point fait cette importante distinction; ou plutôt, trop préoccupé de faits et d'applications, il l'a mal sentie et mal exprimée; car il répète en cent endroits de ses ouvrages qu'il ne faut pas confondre les forces avec les organes, les instruments avec les mobiles. Il ne lui a manqué que de raisonner abstractivement sur ces forces et ces mobiles. S'il eût consacré à ce sujet un chapitre à part, étendu, préliminaire et commenté d'un certain point de vue, tout se simplifiait à ses yeux. Le rôle des organes se montrait sous une autre perspective. Au lieu d'être chacun les supports d'une force particulière, ils n'auraient été que les agents d'excitation ou les moyens de manifestation d'une force quelconque pouvant résider en eux, ou en dehors d'eux, n'importe. Dès lors le dogme de l'unité de l'âme, du moi, de l'intelligence, ressortait visiblement intact, puisque cette force se serait sans peine identifiée avec le principe mystérieux qu'on désigne sous ces différentes dénominations.

On entre si bien, de la sorte, dans la pensée de Gall et dans l'esprit de sa doctrine, que lui-même n'attribue pas à ses organes d'autres fonctions que celles que je viens d'indiquer; le nom de sens interne qu'il donne à ses facultés, nom si injustement critiqué, car il repose sur une analogie frappante, en est une preuve manifeste. Il ne faudrait pas, à l'exemple de M. Flourens, prêter à Gall la plus incroyable sottise, celle de placer la faculté des sens dans leur appareil externe. « Il confond, dit cet auteur, deux choses parfaitement distinctes, l'impression et la perception. L'impression est multiple, la perception est une. » (Page 62.) Si M. Flourens avait pris connaissance du chapitre sur les fonctions des sens en général, tome I, p. 114, il aurait vu tout le contraire et que Gall, loin de limiter les sens au seul appareil externe, en établit au delà la condition première et fondamentale. « Aucune impression du dehors ne peut devenir une sensation ou une idée sans le concours du cerveau. » Telles sont ses expressions formelles.

— Comment s'opère ce concours? voilà le mystère. Toutefois, dans l'hypothèse de l'existence de l'âme, il n'est point douteux que chaque sens n'ait dans le cerveau son département spécial où le principe intelligent, entrant en communion sympathique avec la matière, perçoit les impressions et forme les idées, dont la trace incompréhensible demeure plus ou moins durablement et détermine les souvenirs. Pour cela il n'est pas besoin qu'une fraction de ce principe intelligent soit localisée dans les divers départements, il suffit que l'âme concentre son action sur les endroits où vont retentir les impressions par lesquelles elle est sollicitée. Maintenant, puisque les idées sont le produit de cette action de l'âme, elles doivent participer à la nature des impressions, où se trouve leur origine. Or, personne ne contestera que l'état organique et physiologique des appareils externes et internes des sens ne puisse considérablement modifier les impressions transmises ou perçues; que suivant le développement et la perfection naturelle ou acquise de ces appareils, celles-ci ne soient plus ou moins lentes ou rapides, faibles ou fortes, nettes ou indécises, simples ou nuancées, etc. Les sens, en effet, ne sont pas également parfaits chez les divers individus. La vue est plus ou moins perçante, l'ouïe plus ou moins délicate, l'odorat plus ou moins sensible, etc. C'est aussi cette variation de puissance des facultés sensoriales, indépendante des qualités de l'âme, qui fonde une multitude d'aptitudes pour les arts et l'industrie, la musique, l'horlogerie, la chasse, etc.

Eh bien! les sens internes de Gall ne doivent pas être considérés autrement que les sens ordinaires; comme pour ceux-ci, il faut distinguer les facultés des organes, qui n'en sont qu'une condition. L'œil, l'oreille, etc., ne sont que des instruments. C'est l'âme seule qui voit et entend par leur moyen. Elle seule de même sent, conçoit, juge, compare, raisonne, combine, imagine, souffre ou jouit, est passionnée, çoit et provoque des actes d'après les impressions, les émotions et les impulsions qu'elle reçoit des différentes parties du cerveau, dont l'existence suffit à indiquer l'intervention et le pouvoir. Que chacune de ces parties ait des fonctions distinctes et soit la source d'excitations spéciales, loin d'être inadmissible, cela est au contraire vraisemblable. Or, ces excitations, formant avec celles qui proviennent des sens externes les matériaux du travail intellectuel et moral, leur nature et leur influence doivent nécessairement être analogue à celles de ces dernières, c'est-à-dire que suivant le développement, l'activité ou la mise en jeu de leurs organes, elles varieront d'intensité, de nombre et de durée, et que ces circonstances imprimeront par-là même autant de modalités, d'une part, aux actions en particulier, de l'autre aux facultés, aux talents, aux caractères, aux penchants.

A la vérité, les actes de ces nouveaux sens ayant une base moins matérielle et une indépendance moins apparente, l'esprit se les représente plus difficilement. Mais faites abstraction de l'appareil externe des sens proprement dits, imaginez, s'il est possible, que la source des impressions qui nous donnent l'idée des choses du dehors soit toute intérieure, et la difficulté d'apprécier ces sens, qui semblait ne pas exister, devient la même à leur égard. Dans l'un comme dans l'autre cas, on ne peut dire jusqu'où s'étend le rôle de la matière, comment s'accomplit et où commence celui de l'âme, quoiqu'on sente fort bien que toutes deux prennent part à la formation des opérations cérébrales.

Au milieu de ce dédale, il est pourtant permis de puiser dans l'économie même une certaine notion des fonctions des organes encéphaliques. Ne voit-on pas l'estomac, le poumon, le cœur, les organes sexuels, les différentes parties du corps enfin, agir directement et spécialement sur le cerveau, y provoquer des sensations et des actes, qui varient en raison de la conformation et du rôle de ces parties, de leur énergie relative chez les individus et de l'état de santé ou de maladie dans lequel elles se trouvent ? Que l'espèce d'*aura* qui en émane se répande, pour impressionner l'âme, dans toute la masse cérébrale, ou seulement dans des portions isolées, l'action morale n'en est pas moins subordonnée à l'action physique, les caractères de sa manifestation soumis aux conditions de la matière. Mais dans la dernière hypothèse, qui est au moins concevable, la stimulation recevrait à coup sûr d'importantes modifications, suivant l'activité des portions de l'encéphale servant d'intermédiaires entre l'âme et les divers points de l'organisme. Celles-ci même pourraient bien n'être pas dépourvues d'une faculté d'excitation propre ou développée par l'habitude de concentrer les influx stimulants, et qui s'exercerait jusqu'en l'absence d'un ébranlement de la part des organes auxquels elles correspondent. Si cela était, chose, au reste, que tendent à faire croire un grand nombre de phénomènes physiologiques et pathologiques, absolument rien ne manquerait à l'analogie. Il y aurait des sens *organiques*, ceux dont il est ici fait mention, comme il y a des sens externes et des sens cérébraux comparables à ceux-ci et surtout aux premiers.

Personne plus que Gall n'a rendu, à mon gré, simple et claire l'étude de la psychologie humaine. Prenez tour à tour chacune de ses facultés ; jamais il ne rapporte aux sens que ce qu'il y a, à proprement parler, de mécanique dans les fonctions de l'intelligence. Quelle que soit leur origine, les idées en se formant se matérialisent, car idée signifie image, c'est-à-dire quelque chose de matériel. C'est l'esprit, incontestablement, qui les conçoit, mais les sens les fixent, les emmagasinent et les représentent à ce même esprit pour fournir à de nouvelles opérations. Cette représentation, pour chaque ordre d'idées, s'effectue de deux façons distinctes. Tantôt c'est l'âme qui, appliquée à un sujet, sollicite l'action des sens ; d'autres fois ce dernier, agissant de lui-même contraint l'âme à l'attention et à l'exercice. Qui ne juge dès lors du pouvoir des sens d'après leur degré de capacité et d'énergie ? Supposez un auteur doué d'une organisation poétique : le sens apte à remplir sa fonction recueille et conserve aisément les images dont se nourrit la poésie. Au moindre appel de la volonté, ou tout simplement, à la faveur d'une heureuse disposition physique, livrant à l'âme ces images nettes, colorées, abondantes, muse, génie, dieu ou démon, il l'échauffe, l'inspire et lui fait produire ces brillants chefs-d'œuvre que le monde admire. Sous l'influence de sa surexcitation naissent ce délire, ces transports, cet enthousiasme, qui subjuguent les poètes, tandis que la seule prédominance de son action naturelle sur celle des autres sens suffit à décider la vocation, qui se fortifie par la jouissance et l'habitude. Point de verve, au contraire, point de feu sacré chez celui dont le sens est peu développé ou inerte. Recevant peu ou mal, il est incapable de rendre beaucoup ou bien, et tous les efforts qu'il pourrait faire n'aboutiraient qu'à d'infructueux essais.

D'après cet aperçu, on comprend sans peine les forces primitives et fondamentales de Gall, et comment il a pu les multiplier sans inconvénient pour l'âme, qui demeure avec toutes les qualités qui lui sont propres. Ces forces, en effet, sont inhérentes à l'organe cérébral auquel l'âme emprunte les objets nécessaires à ses diverses manifestations; celle-ci, si je puis ainsi dire, est l'ouvrier, l'autre fournit les matériaux dont la variété ou la richesse influe sur le genre ou la perfection du travail.

On aperçoit aussi quelle signification il faut donner aux paroles de Gall lorsqu'il attribue à ses facultés premières tous les attributs caractéristiques de l'intelligence générale. Il n'entend point par-là que cette intelligence générale se divise réellement en vingt-sept ou trente petites intelligences individuelles et indépendantes; autrement il n'aurait pas avancé, tome I, page 243 : « Ma doctrine ne reconnait qu'un » seul principe qui voit, sent, goûte, entend et touche, qui » pense et qui veut, mais pour cela qui a besoin d'instru» ments. » Il a voulu, seulement, pour corroborer certaines explications, consacrer mieux, en prenant une forme métaphorique, l'influence des sens sur ce principe. L'intelligence, en effet, peut se spécialiser de telle sorte à l'occasion de leur exercice particulier qu'il semble vraiment que chacun d'eux en ait une proprement affectée à son service. L'attention, la comparaison, le raisonnement, la réflexion et la mémoire surtout subissent d'infinies modifications suivant la force absolue ou respective des facultés. C'est ce fait qui a induit à considérer métaphoriquement les sens comme possédant chacun une attention, une imagination, une mémoire, etc., particulières; c'est ce même fait que l'on exprime tous les jours d'une manière également figurée, lorsqu'on dit d'un homme qu'il a l'intelligence d'une science, d'un art, etc.

Mais, poursuit-on encore, il n'y a rien d'isolé dans les

fonctions de l'entendement. Les moindres actes de l'intelligence et de la volonté sont le produit des sensations les plus diverses, de sensations dont il est difficile d'assigner la véritable origine. Or, on ne peut admettre qu'un pouvoir intellectuel, dont les attributions sont restreintes, agisse sur des éléments qui lui sont étrangers; donc les facultés de Gall sont une utopie. Cette argumentation spécieuse n'est qu'une queue de la mauvaise interprétation que nous venons de combattre: elle prend aussi à la lettre les intelligences individuelles et trouve par conséquent sa réponse dans la réfutation qui précède. Encore une fois, dans le système de Gall, système éminemment *philosophique* quoi qu'en ait dit quelque part M. Lélut, qui *depuis.....* a fait amende honorable, ce ne sont point les sens, mais l'âme seule, une force indépendante qui accomplit ces actes, qui forme les idées, les associe et les féconde. Si complexes que soient ces idées et de quelque source qu'elles procèdent, les sens, tributaires dociles, obéissant isolément ou plusieurs en même temps, se bornent à fournir les principes divers dont l'âme les compose et qu'elle soumet, pour ainsi dire, à son creuset. C'est ainsi qu'on s'explique sans peine le concours simultané de différentes idées ou plutôt de facultés différentes dans l'accomplissement de presque toutes les opérations intellectuelles et morales.

Au fond, les anti-gallistes pressentent la valeur de ces raisons. Malheureusement, le cerveau est indivis, et ils souhaiteraient qu'on leur montrât anatomiquement les organes dont la phrénologie peuple cet important viscère. Toute dispute serait close, sans doute, si l'on parvenait jamais à ce résultat, comme toute opposition eût été prévenue par une découverte antérieure. Mais que la chose soit ou non possible, qu'on puisse ou non soutenir que les circonvolutions cérébrales sont l'indice certain d'une division établie par la nature, la question unique ici est de savoir si la continuité apparente des parties constituantes du cerveau est *à priori* un obstacle absolu à la délimitation de leurs fonctions. Eh bien! cette nécessité n'est nullement démontrée. D'abord, il y aurait une division matérielle de l'encéphale, que notre vue faible et bornée, même avec le secours du microscope, pourrait être impuissante à l'apercevoir. Ensuite, si parfaite qu'on suppose l'union des molécules cérébrales, il y aurait toujours

moyen de réduire chacune d'elles à son individualité et de lui
concevoir des propriétés spéciales et indépendantes ; ce qui
de conséquence en conséquence amènerait aisément à ima-
giner qu'en effet elles offrent des différences réelles selon la
place qu'elles occupent et forment des groupes indéterminés,
suivant l'analogie de leur action. Ces groupes justifieraient
ainsi, sinon la classification phrénologique elle-même, au
moins la base de cette classification, de même que le nombre,
le développement ou la force des molécules entrant dans leur
composition, correspondraient à la prépondérance relative
des facultés chez les divers individus.

Cette disposition du cerveau à la fois continu et partagé
satisferait d'ailleurs à une double convenance. Elle facilite-
rait d'une part les mouvements rapides de l'âme dans ses
communications avec la matière ; de l'autre elle serait conforme à la loi d'harmonie qui règne dans l'univers où chaque
être a un rôle en rapport avec sa nature. On comprend la
duplicité de l'organe cérébral, parce qu'un hémisphère ve-
nant à manquer, l'autre jusqu'à un certain point le rempla-
ce ; mais pourquoi tant de volume à la masse entière si
toutes les parties possèdent les mêmes propriétés ? N'est-il pas
plutôt présumable que les manifestations de l'intelligence et
de la volonté ayant des caractères si tranchés, les causes de
ces manifestations, c'est-à-dire les impulsions et les idées,
proviennent de sources également différentes ?

La phrénologie, au point de vue spéculatif, est donc rationnelle ; elle défie à cet égard tout l'échafaudage de raisonnements et d'expériences accumulés contre elle. Mais sous le
rapport pratique en est-il de même ? Chacun sait les préten-
tions de Gall. Non-seulement, quoiqu'il ne puisse les démontrer le scalpel en main, il admet que le cerveau se compose
d'un certain nombre d'organes, il a cru pouvoir encore en
assigner le siége et l'étendue. Comme ces organes s'épa-
nouissent surtout à la périphérie de l'encéphale, leur volume, qui d'ordinaire donne la mesure de leur activité fonctionnelle, se dessinant à l'extérieur de la tête, permet, selon
lui, sauf exception, de juger d'une manière approximative,
par ce relief plus ou moins marqué qu'il y forme, des qualités
originelles des hommes. Or, c'est tout cela que l'on conteste. Sa
physiologie est, dit-on, sans base, sa cranioscopie sans réalité.

Nous entrons maintenant dans le domaine des faits. C'est là, il faut l'avouer, la seule épreuve positive pour le système de Gall. On sent, en effet, la nécessité qu'il y aurait de se rendre ; si l'observation était favorable, aux résultats qu'il annonce. Avant d'entamer l'examen de cette partie de la question, nous éprouvons le besoin d'exprimer de nouveau le motif qui nous a fait prendre la plume. Croire aux *bosses* est une marque d'étroitesse d'esprit aux yeux de certaines personnes. Mais, qu'on ne l'oublie pas, nous n'arborons point le drapeau de Gall, nous apprécions les critiques de ses adversaires.

M. Flourens rejette les localisations, parce qu'il en a proscrit le principe ; mais il n'ajoute rien, absolument rien, aux raisons que nous avons réfutées. M. Dubois (d'Amiens), au contraire, discute longuement ce point. D'abord il blâme la division des facultés, qu'il trouve arbitraire et puérile. Gall les fixe à vingt-sept, Spurzheim en reconnaît trente-cinq, et la limite n'est pas tellement sûre pour chacun d'eux qu'un autre ne puisse prendre sur lui d'en restreindre ou d'en augmenter le nombre, s'il le juge convenable. Puis, l'existence de ces facultés admise, comment faire la découverte et circonscrire sur le crâne le relief de leurs organes ? Confessons-le, M. Dubois a saisi un défaut de la cuirasse. De l'aveu de Gall lui-même et de ses partisans les moins prévenus, la classification des facultés et la distinction de leurs organes constituent un problème énormément compliqué. Les forces primitives se montrent sous tant d'aspects suivant les objets auxquels elles s'appliquent ; elles agissent si souvent en se combinant, qu'on peut douter, tantôt si des résultats différents proviennent d'une seule force ou de plusieurs, d'autres fois, si l'on n'aurait pas gratuitement imaginé certaines forces spéciales pour expliquer des effets auxquels concourraient plusieurs forces réunies. On conçoit d'après cela les variations des nomenclatures. D'un autre côté, l'homme est modifié au physique et au moral par un grand nombre de causes ; les types s'altèrent et l'observation nécessairement expose à des erreurs et à des déceptions. On court d'autant plus de risque de placer en avant ce qui devrait être en haut, ou latéralement ce qui voudrait être en arrière, que les surfaces extérieures représentant les organes sont étroites, et que les mêmes portions du cerveau peuvent ne pas correspondre chez tous les individus aux mêmes portions du crâne.

Ces difficultés sont graves incontestablement. Néanmoins, comme rien n'indique qu'elles soient tout-à-fait insurmontables, elles ne suffiraient point pour faire renoncer à une science qui peut être vraie ; seulement, il serait sage, à l'exemple d'ailleurs du plus grand nombre des phrénologistes, de se défier de catégorisations susceptibles de manquer d'exactitude.

Mais voilà qui renverse de fond en comble ces catégorisations ! Gall, on le sait, place dans la région antérieure les pouvoirs les plus élevés de l'intelligence ; or, il résulte de nombreuses recherches faites par M. Lélut que l'étendue de cette région est au moins égale, sinon plus considérable chez les idiots et les imbéciles. Si même, dit M. Dubois, il fallait attribuer au volume du cerveau la supériorité de l'homme ordinaire, il la devrait plutôt, d'après ces expériences, au développement de la partie postérieure, circonstance qui confirmerait, chose singulière, l'opinion émise par Galien il y a seize siècles, que dans cette partie se trouvent les organes encéphaliques les plus importants et les plus nobles.

Par malheur, ces faits en apparence si concluants contre le système phrénologique ne lui portent en réalité aucune atteinte. Gall y a répondu d'avance, et tout à l'heure même nous montrerons qu'ils ne contredisent point ceux que ce dernier a déduits de ses études sur les idiots, et que M. Dubois regarde comme apocryphes. La logique de M. Lélut et de M. Dubois son complice repose, en effet, sur des moyennes inadmissibles. Gall, au contraire, a su éviter l'écueil que ces savants distingués ont rencontré. Il a parfaitement compris qu'il ne s'agissait point de déterminer si le cerveau des idiots et des imbéciles en général était plus ou moins volumineux que celui des individus qui dans la société paraissent jouir de la plénitude de leur intelligence ; car, ainsi qu'il le déclare en termes exprès, l'imbécillité et l'idiotisme sont le plus souvent des états maladifs et contre nature, qui, appartenant à bien d'autres causes qu'au peu de développement de l'encéphale et de ses parties antérieures, ne peuvent servir de termes de comparaison. « Ces cas, s'écrie-t-il, sont en dehors

de ma doctrine, qui ne s'applique qu'aux cas physiologiques
et non aux cas morbides.» Cela est clair; car on est toujours
en droit de soutenir que, sans l'altération de son organe l'i-
diot chez lequel on rencontre une tête volumineuse eût cer-
tainement joui de toutes ses facultés. Donc, pour l'appréciation de cette question : « La force intellectuelle et morale est-
elle, toutes choses réservées d'ailleurs, subordonnée au volume du cerveau ? » Il faut éliminer tous les exemples d'idiots
ayant les dimensions du crâne égales ou supérieures à la di-
mension normale, c'est-à-dire la plupart de ceux produits
par M. Lélut, qui a observé dans une maison d'aliénés. Aussi
Gall, conséquent avec lui-même, a-t-il eu garde de faire la
statistique des formes de la tête des idiots pris en masse.
Suivant une route plus sûre, il s'est attaché exclusivement à
mesurer des crânes quelconques et à découvrir l'influence de
leur développement sur celui des facultés. Or, ayant vu toujours que, passé une certaine limite, l'esprit s'obscurcissait
à mesure que le crâne devenait plus rétréci, surtout à sa
partie antérieure, il a été fondé à traduire en lois les résultats d'une observation invariable, et à dresser son échelle de
décroissement de l'intelligence proportionnel à la diminu-
tion graduée de la boîte crânienne. On sent maintenant
pourquoi Gall et M. Lélut sont si éloignés d'être d'accord.
C'est que, partis d'une base différente, ils ont opéré sur
des éléments tout-à-fait dissemblables; mais si l'un d'eux
l'emporte par sa méthode, à coup sûr ce n'est pas le dernier.

Il est fâcheux que M. Dubois (d'Amiens) n'ait point compris cette différence. Sans doute il se fût abstenu de verser
une dérision amère sur l'auteur de la phrénologie à propos
de sa probité scientifique et de le clouer au pilori comme fa-
bricant de faits controuvés. Gall, qu'on le remarque bien,
n'a point dit : « Tous les idiots ont un crâne étroit. » Cette
proposition eût été fausse et M. Dubois aurait eu raison;
mais il a soutenu que la débilité intellectuelle, ce qui est
différent, est d'autant plus prononcée, que les dimensions de
la tête sont plus petites, et cette proposition est vraie. Du
moins jusqu'à présent on n'a point d'exemple d'une vaste
intelligence logée dans une cervelle exiguë, et les appellations
de *tête légère*, de *tête sans cervelle*, appliquées dans le

langage vulgaire aux gens mobiles et sans jugement, conservent encore toute leur valeur.

A la vérité les faits sur lesquels s'est appuyé Gall sont beaucoup moins nombreux que ceux rassemblés par M. Lélut; mais cela devait être, car l'idiotie due aux moindres proportions du cerveau est rare relativement à l'idiotie morbide, la nature ne travaillant point à faire des idiots. Cette remarque n'a point échappé au judicieux M. Voisin. Lui aussi a consigné dans son important ouvrage sur l'idiotie des expériences analogues à celles de M. Lélut; mais il a eu soin d'observer que le plus souvent le cerveau des idiots étant malade, on ne pourrait rien induire de ces expériences pour ou contre la phrénologie. Au surplus, l'observation se montre quelquefois moins négative en faveur de Gall, et la preuve s'en trouve dans un recueil de documents nécroscopiques publiés par M. Parchappe. Presque toujours, chez les idiots dont il a ouvert le crâne, le savant médecin des aliénés de Rouen a constaté la limitation de l'encéphale en volume et en poids, ainsi que l'aplatissement et la déformation des lobes antérieurs.

Malgré tant d'assauts, l'édifice résiste. Cependant, sûr désormais de la victoire, M. Dubois (d'Amiens) croit n'avoir plus qu'à rire en assistant à sa chute. Après avoir prouvé la fausseté de la crâniologie dans ses divisions principales, pourrait-il, en effet, prendre au sérieux les détails? Aussi, dans cette partie de sa polémique, est-ce l'ironie qui domine. Non content d'avoir abattu Gall par le raisonnement, il prétend l'achever par le ridicule. C'est vraiment merveille de le voir railler sur cette sublime région du front si fertile en précieux organes, sur Spurzheim repoussant cette faculté en haut, celle-là de côté ou en bas, pour en placer au milieu une de sa façon; sur ces liserets rouges, bleus ou jaunes qui font ressembler la surface du crâne à une carte géographique. Il y a plaisir à voyager avec lui de contrée en contrée, de province en province. Partout ce sont de nouvelles lois, de nouvelles mœurs. Ici est le Parnasse, plus haut l'Olympe, à côté Gnide ou Cythère, etc. Puis comment traite-t-il les historiettes, les contes de bonne femme du célèbre phrénologiste!

Passons la plaisanterie à qui la manie si bien, mais attachons-nous aux preuves. On n'en sera point surpris d'après ce qui précède, elles sont aussi faibles et rares qu'elles seraient réellement nécessaires. Il y avait une double tâche à remplir. D'abord, il fallait démontrer à Gall l'insuffisance de ses observations, ensuite lui en opposer de contradictoires. Ce dernier point n'était pas le moins essentiel, car des données, soit à raison de la nature des choses ou des circonstances, peuvent laisser beaucoup à désirer, sans être fausses, et une science n'est pas absolument rejetable par cela seul qu'elle repose sur ces données. M. Dubois, néanmoins, ne produit aucun fait direct capable de mettre tout de suite la phrénologie en défaut. Il n'en produit aucun et pour cause : c'est que personne des nombreux détracteurs des idées de Gall n'en a recueilli encore ; c'est que pour en recueillir, quoique la matière abonde, il faudrait consacrer un long temps à l'étude difficile de la nature, et qu'on ne s'en sent pas le courage ; c'est qu'enfin, moelleusement assis dans un bon fauteuil et sans sortir de son cabinet, il est beaucoup plus commode d'entasser syllogismes sur syllogismes, dont l'imagination fait les frais ! La question vaut pourtant la peine d'être résolue, ne fût-ce que pour désabuser les croyants ou convaincre les incrédules.

M. Dubois s'est donc borné à une simple critique. Au moins sera-t-elle large et positive ; car l'auteur, en ce genre d'escrime, sait profiter de tous ses avantages. Eh bien ! je le dirai franchement, un juge sans prévention n'y peut reconnaître ces caractères. Nier gratuitement la valeur des faits ou mettre en relief quelques exemples peu sérieux ; voilà, à l'exception de certaines difficultés anatomiques sur lesquelles je reviendrai tout à l'heure, en quoi consiste l'argumentation de M. Dubois. Une seule citation donnera une idée de la manière invariable dont il apprécie tour à tour les différentes facultés. « Il est à peine besoin de remarquer, dit M. Dubois, que Gall, pour prouver la prééminence des grands fronts sur les petits fronts, s'est contenté de nous renvoyer à quelques-unes de ses anecdotes et à des portraits de sa façon. » C'est sa méthode. « Maintenant, dit-il, qu'on examine les têtes, les portraits, les bustes des philosophes de tous les siècles, de Socrate, de Platon, de Bacon, de Galilée, de Leibnitz, etc. » — Mais où faut-il aller pour examiner ces têtes ? Où trou-

» ver ces bustes? Où pourra-t-on mesurer ces fronts de Socrate,
» de Platon, de Bacon, de Galilée? Rien de plus simple et de
» plus facile : dans l'atlas de Gall. Voyez pl. XCII, fig. 1 pour
» Socrate, fig. 2 pour Platon; pl. LXXXII, fig. 6 pour Ba-
» con, fig. 4 pour Galilée, fig. 3 pour Leibnitz, etc. Ainsi il
» n'y a plus rien à objecter, c'est Gall lui-même qui, dans
» son grand ouvrage, a pris la peine de graver tous ces fronts
» et de veiller à la délinéation de toutes leurs protubérances. »

On le voit, c'est un parti pris chez M. Dubois. Si Gall s'appuie
sur un fait qui lui appartienne, anecdote. S'il invoque les
têtes historiques, arrangé pour l'usage. Il y a, il est vrai, tou-
chant les têtes historiques, un petit embarras. Gall les a co-
piées quelque part ; il était facile de s'assurer de la fidélité de
ses dessins. Comment donc M. Dubois s'est-il cru autorisé
à les taxer d'inexactitude sans les avoir auparavant confron-
tées avec les modèles ? Attendez : il était inutile de prendre
tant de soin. Est-ce que les artistes de tous les siècles méri-
tent la moindre confiance? Ces drôles n'étaient-ils pas phrénologistes sans le savoir? Voyez plutôt Napoléon : ce héros
avait un grand génie. Suivant les principes de la phrénologie, pour justifier ce grand génie, il fallait une forte tête.
En conséquence, peintres, sculpteurs, mouleurs se sont donné le mot pour lui en tailler une de 22 pouces de circonfé-
rence. Or, la véritable tête du héros, mesurée après sa mort,
n'en avait que vingt et un moins deux lignes : ainsi le cer-
tifie son médecin, ennemi de Gall sans doute, mais ami
de la vérité. En sorte que si ce n'est Gall qui trompe, ce
sont les artistes. *Si ce n'est toi, c'est donc ton frère.* Avec
une pareille logique, on est sûr d'avoir toujours raison.

Par malheur, la différence entre les résultats de ces deux
mesures s'explique très bien par les conditions dans lesquelles ces mesures furent prises. A l'époque où l'ouverture
du petit chapeau fournissait la première, Napoléon doué
d'embonpoint et de vie, le chef encore garni de cheveux,
ressemblait peu au pauvre captif mort depuis sur le ro-
cher de Sainte-Hélène, épuisé par une longue maladie, pendant laquelle le cuir chevelu, les parties intracrâniennes et
le crâne lui-même ont manifestement participé à l'atrophie générale.

A mon sens, M. Dubois a tort de repousser le témoignage

des portraits et des bustes des personnages célèbres. Ce témoignage offre des garanties que ne comporte point celui
des autres exemples. La biographie de ces personnages étant
connue, on ne peut, comme cela est aisé à l'égard des vi-
vants, leur composer un caractère et des talents artificiels,
qui se trouvent en harmonie avec la configuration de leur
crâne. D'ailleurs, Gall et ses sectateurs n'ont pas seuls le
monopole de ces portraits et de ces bustes. S'ils s'en servent
pour soutenir leur doctrine, leurs adversaires peuvent également y avoir recours pour les combattre.

Pour ce que M. Dubois appelle *anecdotes*, nous en con-
viendrons, on voudrait plus de rigueur et d'étendue dans les
observations propres à Gall. Mais il faut se reporter au temps :
la statistique alors ne régnait point en médecine. Avant
que Broussais n'en eût pris l'initiative par son immortel
traité des phlegmasies chroniques, on n'avait point la louable coutume, dont on abuse trop de nos jours, de chercher
à fonder les vérités matérielles sur l'analyse approfondie
d'une foule de cas convenablement appareillés. On ne pre-
nait note ni des circonstances de ces cas, ni de leur nombre;
seulement les convictions se formaient d'après les impressions
qu'en recevait l'observateur. Il s'ensuit que, dans l'exposé
exclusivement dogmatique des matières traitées, toujours
on procédait à la preuve par des assertions, par des *j'ai vu*,
j'ai expérimenté, auxquels des faits en petit nombre et plutôt indiqués que décrits venaient servir de sanction. Cette
méthode défectueuse laissait dans l'ombre mille particulari-
tés intéressantes à connaître. Mais, malgré ce vice, qu'on y
fasse attention, l'expérience pouvait être mûrie, les jugements fondés, les faits pertinents! Au surplus, Gall, et surtout ses disciples actuels *qu'on aurait dû attaquer de préférence à leur maître*, ne sont pas aussi sobres d'observations,
ni ces observations ne sont toutes aussi saugrenues que
M. Dubois se plaît à le proclamer.

Nous avons parlé de difficultés anatomiques. Celles-là sont
beaucoup plus sérieuses, du moins en apparence; car elles
tendraient à déposséder de leurs sièges plusieurs facultés.
Ainsi, vis-à-vis de l'arcade orbitaire, Gall a placé quatre
organes accusés par autant de protubérances. Or, le développement plus ou moins prononcé de ces protubérances

dépendrait entièrement, suivant M. Dubois, de la grandeur relative du sinus frontal et de la saillie de sa table externe. Quelques autres organes correspondraient en outre à l'intérieur à des surfaces planes, comme l'organe des tons, ou même à des reliefs osseux, comme celui de la sagacité comparative, etc. La dilatation des sinus frontaux s'observe sans doute, mais est-elle constamment la cause de la forme bombée de la partie inférieure du front ? M. Dubois l'affirme; pour moi, je ne le crois pas : d'abord, parce que le sévère critique de Gall, vraisemblablement dans la crainte d'encourir le même blâme que lui et qu'on ne trouvât aussi ses preuves insuffisantes, s'est abstenu d'en administrer aucune, quoiqu'il ne fallût, pour s'assurer de la chose, que scier les vingt premiers crânes venus, dont la région frontale fût proéminente; ensuite, pour deux autres raisons : la première, c'est qu'*à priori* il ne paraît pas impossible que les lobes antérieurs du cerveau très développés fassent saillir le front en avant; la seconde, c'est à cause de la disposition des sinus eux-mêmes. Leur cavité, en effet, ne s'étend qu'à une certaine hauteur et diminue à mesure qu'on s'élève : il s'ensuit que lorsque cette cavité est considérable, le bas du front présente un bourrelet, qui tranche avec la partie supérieure et qui est un indice certain de cet agrandissement. Ce bourrelet est véritablement remarquable chez quelques individus; mais il est beaucoup plus commun encore de rencontrer des fronts uniformément proéminents, auxquels par conséquent le cerveau seul a dû communiquer cette conformation.

Quant aux dernières objections, elles n'ont d'autre soutien qu'un préjugé dont les phrénologistes ont souvent fait justice. Dans l'opinion commune sur le système de Gall, il semble que tout organe cérébral volumineux appelle nécessairement à l'endroit correspondant du crâne une protubérance globuleuse en dehors, une excavation profonde en dedans. Rien n'est moins fondé. Pour cela, il faudrait que cet organe lui-même, toujours arrondi, ne pût croître en largeur, ce qui n'est pas présumable. Une portion du cerveau sous-jacente à un os plat ou même convexe à l'intérieur est naturellement aplatie ou déprimée, et cette condition ne met point obstacle à ses fonctions. Or, telles variations de développe-

ment que lui fasse subir la pensée, on conçoit l'immutabi-
lité de sa forme, et partant de celle de l'os qui la recouvre ;
seulement cet os éprouvera un mouvement de soulèvement
ou d'abaissement dans sa totalité, qui l'éloignera ou le rap-
prochera du centre intracrânien, et modifiera ses rapports
avec les os environnants et avec la disposition générale de la
tête. C'est donc moins par les bosses dont le crâne serait hé-
rissé que par la distance de chaque point extérieur au centre
que je viens d'énoncer, qu'on doit juger de la force des facultés ; peu importe dès lors *si un organe est situé vis-à-vis
d'un os à surface plane ou à promontoire interne !*

Ici se termine la longue liste des arguments portant sur le
fond de la doctrine de Gall. Leur fragilité est évidente ;
mais est-ce à dire que cette doctrine soit vraie ? Certes, il y
aurait témérité à avancer une conséquence aussi absolue. En
supposant telle la pluralité des organes, l'erreur est trop
facile au phrénologiste pour qu'il soit permis de croire qu'on
ait réussi dès à présent à assigner à ces organes un nombre,
un siége et des limites irrévocables. Sans parler, en effet, de
la qualité de la substance cérébrale, tout-à-fait indépendante
de la quantité de cette même substance, et qu'il ne faut jamais oublier, que de causes peuvent modifier l'homme de la
nature, masquer ses dispositions originelles, amortir certaines facultés, en rendre d'autres prépondérantes ! Socrate,
fortement enclin à la colère, était devenu un modèle de pa-
tience. Je connais un de mes compatriotes que l'on dit dans
ce cas : on cite son flegme et sa douceur, et, à l'entendre, il
ne les devrait qu'à l'empire qu'il a su prendre sur lui-même ;
car personne n'est plus irritable. M. Voisin l'a dit avec justesse, nous sommes les disciples de ce qui nous entoure.
L'éducation, l'exemple, les besoins, l'opinion sont susceptibles d'exercer sur la direction de nos penchants et l'em-
ploi de nos talents la plus puissante influence. Souvent les
organisations les plus complètes ne sont pas celles qui se
manifestent avec le plus d'éclat ; car l'aptitude à beaucoup
de choses détourne de l'application à quelques-unes, qui est
la principale base du succès. La vocation des individus, leur
caractère intellectuel, moral, industriel et affectif étant ainsi
subordonnés à l'action, et comme la résultante de mille
forces combinées, on conçoit parfaitement combien dans

l'appréciation de cette vocation, de ce caractère, il est difficile, pour ne pas dire impossible, d'attribuer à chacune de ces
forces plus ou moins inaperçues le degré d'importance qui
lui appartient, de faire aux modificateurs leur part, au cerveau la sienne.

Toutefois, quand *phrénologiquement* on examine le
monde, on est tout d'abord frappé des différences essentielles
que présente la conformation des têtes. Or, si, partant de
cette première observation, on se livre à une double épreuve :
que, d'une part, ayant réuni une masse d'hommes, on les
classe d'après la ressemblance de leur tête, et, de l'autre, que
l'on distingue de même ceux qui se sont signalés par des
dispositions ou des qualités énergiques et exclusives, observateur impartial et sans prévention, on ne peut s'empê-
cher de reconnaître, dans le premier cas, une analogie
marquée dans les facultés, les penchants et les mœurs; dans
le second, quelque chose de commun, un véritable air de
famille entre les têtes de ceux qui sont rangés dans les mêmes catégories, du moins sous le rapport de l'ensemble.
Bien vainement, par exemple, M. Dubois a cherché, par une
sorte de blasphème, à dépouiller la région antérieure du
cerveau des nobles attributs qu'on lui a départis; tout at-
teste son pouvoir sur l'intelligence. Au barreau, parmi les
poètes, dans les chambres, au sein des académies, dans les
chaires, etc., nulle part vous ne rencontrerez un de ces
hommes éminents par la pensée, la parole ou les concep-
tions scientifiques, qui n'ait en même temps un front vaste
et saillant : ici Guizot, Berryer, Thiers; là Casimir Dela-
vigne, Chateaubriand, Lamartine, Hugo; plus loin les ab-
bés de Ravignan et Lamennais; ailleurs, enfin, les Cuvier,
les Broussais, les Dupuytren, et tant d'autres que je m'abs-
tiens de nommer, et au nombre desquels figureraient sans
conteste les savants profonds dont je combats ici le sentiment. Par contre, que de gens ne voit-on pas doués de la
sagacité commune, ayant la science des choses de la vie,
l'esprit de pratique et de conduite, et qui, placés dans des
conditions favorables, ne peuvent, malgré leurs efforts, dé-
passer le niveau de la médiocrité? Eh bien! leur front est
étroit, bas, fuyant ou déformé. Il suffit également de rap-
-procher les bustes des grands criminels, je ne dis pas de tous

les criminels, mais de ceux qu'un instinct de férocité a particulièrement poussés, pour s'apercevoir qu'ils ont été comme jetés dans un même moule. Chez tous, les parties latérales ont acquis du développement au détriment des autres régions, et surtout de la région supérieure. C'est ainsi qu'on s'explique le résultat des expériences auxquelles M. Voisin s'est livré dans une maison de jeunes détenus, en présence d'une commission académique, lorsque, par une imitation anticipée du jugement dernier, il a formé de ces enfants quatre groupes représentant aussi exactement que possible leurs tendances et qualités diverses. L'influence des lobes postérieurs ou du cervelet sur le penchant à l'amour physique ne paraît guère moins probable. Aux nombreux exemples fournis par Gall et ses disciples pour établir cette influence, s'ajoute une autre expérience du même M. Voisin, qui est pleine de portée.

Le savant médecin en chef de Bicêtre, se trouvant à Toulon en 1828, eut l'idée de vérifier ce point de la doctrine de Gall. L'occasion était favorable, beaucoup de forçats ayant dû être condamnés pour viol. Il se rend au bagne, où M. Reynaud, directeur de cet établissement, eut la bienveillance de mettre à sa disposition une division entière. Cette division était composée de trois cent soixante-seize individus. M. Voisin les examine tour à tour, en sépare vingt-deux, nombre égal à celui des malheureux que la brutalité de leur passion y avait conduits. Or, sur ce nombre, treize avaient effectivement subi leur arrêt pour le crime dont il s'agit, et les neuf autres étaient signalés comme dangereux pour les mœurs. Il y a peu de jours, en feuilletant l'atlas qu'Esquirol a joint à son traité des maladies mentales, j'observai moi-même deux têtes fort remarquables par l'extrême renflement de la nuque. L'une avait appartenu à la fameuse courtisane Théroigne de Méricourt, qui joua un rôle si connu dans la première révolution ; l'autre à une femme dont le nom est sorti de ma mémoire, mais dont l'observation mentionne la lubricité. Quelles fréquentes coïncidences n'aurait-on pas à noter encore entre la force des sentiments de bienveillance et de vénération religieuse et le développement des parties supérieures de la tête ? Beaucoup de cas de ce genre sont à ma connaissance personnelle. J'ai vu entre autres un pro-

fesseur de théologie doué à un haut degré de cette organisation. Ce respectable ecclésiastique joint à une bienveillance sans bornes la croyance la plus sincère. L'exemple
suivant est surtout fort curieux : plusieurs fois cette année
il m'est arrivé de faire antichambre chez un personnage considérable ; dans la salle d'attente se tenait un garçon de service, d'un âge mûr, qui fixa vivement mon attention par la singulière conformation de sa tête. Celle-ci, sans être étroite, était
comparativement à sa largeur d'une hauteur considérable,
principalement vers son sommet en arrière, dont la surface,
au reste, était large et cintrée. C'était, comme on le voit, un
franc-type de cette disposition physique qui suivant Gall, annonce la bonté et la religion. Un jour, ayant engagé la conversation avec lui, j'eus lieu en effet de me convaincre que
j'avais sous les yeux à cet égard un modèle accompli. Fidèle
à ses moindres devoirs, réglé dans sa conduite, sage appré-
ciateur de la vie, il parle avec tant de sens, de simplicité et
d'onction de sa béatitude présente et de ses espérances à ve-
nir, qu'on se laisse aller, malgré soi, à l'admiration et à
l'attendrissement.

En pareille matière, les faits parlent plus haut que les
plus subtils raisonnements. Or, sans accorder une valeur
absolue à ceux qui précèdent, non plus qu'aux distinctions
multipliées des phrénologistes, au moins, quand on aperçoit
souvent des lignes séparatives aussi tranchées, est-il permis sans fanatisme de croire qu'il peut y avoir là quelque chose
à faire, un sujet important d'études à poursuivre. La science
phrénologique, de l'aveu même de ceux qui la cultivent,
est encore dans son enfance ; il serait injuste de décourager
sans motif les observateurs qui consacrent leurs soins à ses
développements. D'ailleurs, il est une réflexion qui doit
frapper tout le monde : partisans et adversaires de la phrénologie, si tous ont un mérite égal et immense, il y a pourtant entre eux cette différence que tandis que ceux-ci s'in-
spirent de leur seule antipathie pour la renverser, ceux-là,
au contraire, les Bouillaud, les Voisin, les Dumoutier, les
Casimir Broussais empruntent à l'observation autant qu'au
raisonnement des armes pour la défendre.

On n'a point prouvé la fausseté de la doctrine de Gall.
Voyons si l'on a mieux établi ses conséquences funestes.

C'est une chose vraiment surprenante dans l'histoire de l'humanité que la tendance des esprits en général à se laisser guider par des idées préconçues. Que de misérables dissensions cette tendance n'a-t-elle pas produites! que de guerres n'a-t-elle pas suscitées! que d'entraves n'a-t-elle pas apportées aux plus heureuses découvertes! de combien de lois barbares n'a-t-elle pas été le principe! Jamais surtout elle n'éclate d'une manière plus sensible qu'à l'occasion de la morale. A la moindre lueur d'offense ou de péril pour les mœurs, la foule des gens timorés s'effarouche, toujours prête à seconder quiconque s'en déclare le soutien et le vengeur, et à cacher même sous le boisseau toute vérité suspecte. Cette disposition a plus nui à la crâniologie que les savantes réfutations qu'on en a faites et qu'ignore le public, même médical. Pour exciter la défiance contre elle, il a suffi, en effet, de persuader qu'en plaçant les facultés et les penchants sous la dépendance immédiate de l'organisation cérébrale, la science de Gall réduit l'homme, sans spontanéité dans ses actes, à une sorte d'automatisme, et par conséquent sape les bases mêmes de l'autorité législative et religieuse. Gall s'est vigoureusement défendu à cet égard; mais qu'importe, les accusations ont porté coup, et on s'inquiète peu d'approfondir les réponses.

Les raisons qu'on a données du danger de la doctrine phrénologique peuvent se résumer en une seule : « Gall est matérialiste. » Car, dès lors que l'on considère les phénomènes de l'intelligence et les passions comme le produit de l'action organique du cerveau; il est clair que les prétendues forces de l'âme, et notamment la raison, la volonté, la conscience, ne sont plus que des résultats. De même, il n'y a plus de libre arbitre, puisque les actes bons ou mauvais sont soumis au hasard des conditions où se trouve la matière. Cependant nous examinerons chacune de ces raisons séparément.

La raison, disent MM. Flourens et Dubois, est une force primitive de la pensée, et Gall, forcé par son système, en fait le résultat de l'action des facultés supérieures. MM. Flourens et Dubois confondent ici deux choses essentiellement distinctes: le raisonnement ou pouvoir de raisonner, que Gall n'attribue point à la matière, mais à l'âme (car, ainsi que nous l'avons vu, il a dit formellement : c'est l'âme qui voit, entend, juge, raisonne, etc.), et la raison, qui n'est rien par elle-même, sinon un des modes suivant lesquels le raisonnement s'exerce. La raison consiste dans des jugements sains et dans une conduite conforme à ses jugements. Or, comme cette rectitude des jugements provient de la perfection des éléments ou des idées que fournissent à l'âme, qui les juge, les combine et les associe, les différentes facultés, il s'ensuit qu'on est fondé à dire que la raison suppose l'intervention active de ces facultés. Loin d'être matérialiste pour cela, Gall est, au contraire, éminemment spiritualiste.

Les mêmes remarques s'appliquent à la volonté, que Gall regarde comme une décision. S'il y a décision, il faut un juge qui décide. On doit même ici distinguer trois choses : la puissance qui forme le vouloir, celle qui continue le vouloir ou est voulant, enfin une autre puissance déterminant la manifestation ou l'expression de la volonté. Cette triple puissance n'est autre chose que l'âme elle-même accomplissant une triple opération : par la première, elle apprécie les divers motifs offerts par les facultés et prend une décision ; résultat : par la seconde, elle maintient cette décision ; par la dernière, elle la réalise. Gall était donc parfaitement dans le vrai lorsque dans une occasion il a dit : « *L'âme veut,* » et dans l'autre : « *La volonté est une décision.* »

L'acception variable des mots *raison* et *volonté* est la cause des mauvaises interprétations que je viens de dévoiler. M. Flourens donne encore contre un semblable écueil relativement à la conscience. Ce qu'on appelle conscience est quelque chose tout-à-fait complexe. Tantôt ce mot désigne la faculté que possède l'âme de juger la moralité de ses propres pensées et des actions qu'elles déterminent. C'est en ce sens que l'on dit : « le tribunal de la conscience ; » « La conscience est un juge sévère ou indulgent. » D'autres fois il s'applique à la fréquence relative de l'exercice de cette faculté chez les individus, et surtout à leur manière habituelle d'être impressionnés ou d'agir sous l'empire des jugements que porte la conscience : « Les hommes sont consciencieux à différents degrés. » En un mot, il y a la conscience, propriété générale de l'âme, commune à tous, et la conscience, qualité morale, spéciale à chacun. De ces deux aspects, M. Flourens n'envisage que le premier. « La conscience, dit-il, est l'âme qui se juge. » Gall, au contraire, sans négliger celui-ci, fait de préférence ressortir le second. Il reconnaît bien à l'âme la faculté réflective de se juger elle-même : seulement, et c'est là le côté intéressant et pratique, il recherche le pourquoi des variations de son activité et de son influence. Or, ce pourquoi résulte, d'après son système, des variations de développement et d'énergie d'un certain organe qui porte à la probité et à la bienveillance.

M. Flourens s'étonne enfin avec quelque peu de fondement que Gall ait confié à un organe la notion du juste et de l'injuste. L'expression va ici au delà de la pensée. C'est sentiment au lieu de notion que Gall aurait dû et qu'il a réellement voulu dire. L'âme acquiert la notion indépendamment de l'organe ; mais celui-ci donne le sentiment, provoque la sympathie pour les idées de justice. L'homme le moins équitable est capable de discerner le bien et le mal et de parler plus ou moins savamment des droits et des devoirs. Il agit de même, suivant des maximes honnêtes quand il est désintéressé, mais sitôt que la moindre passion l'invite et qu'il le peut impunément, il n'a aucun scrupule d'y être infidèle.

Disons-le encore une fois : il y a dans l'homme deux ordres de forces : les forces générales de l'âme, sensibles seulement par leurs effets, et les forces organiques, servant de mobiles et d'instruments aux premières et répondant à la disposition des organes. Mais si Gall s'occupe spécialement des dernières, parce qu'elles sont la principale base des diversités individuelles dont il étudie les conditions, partout il s'empresse de réserver le rôle des autres et jamais il ne le compromet. Toujours c'est l'âme qui agit ; la matière ne fait que communiquer l'impulsion ou en transmettre les effets.

Que devient dès lors le reproche de matérialisme adressé à Gall ? Sur quoi repose le soupçon de son hypocrisie lorsqu'il repousse avec indignation ce reproche ? De deux choses l'une : le cerveau remplit une fonction, ou il est inutile. S'il remplit une fonction, comme il n'en peut être autrement, puisque sans cela il n'existerait pas, cette fonction quelle est elle ? Sans doute de modifier les actes de l'intelligence

M. Flourens ni aucun autre contradicteur de Gall ne le contestent. Mais ce dernier n'a pas dit autre chose. Par hasard, serait-il matérialiste parce qu'il partage le cerveau en plusieurs organes susceptibles d'entrer séparément en exercice ? Non, certes ; car que la masse cérébrale, à propos d'un acte quelconque, soit ébranlée dans sa totalité ou dans quelques-unes de ses parties seulement, cet ébranlement n'est pas plus immatériel dans un cas que dans l'autre. Bien plus, en admettant l'influence du cerveau sur l'âme, on est obligé de reconnaître que cette influence doit varier suivant les qualités de cet organe, suivant son volume, sa configuration, sa consistance, sa composition et la nature de ses excitants. De là au système des catégories phrénologiques il n'y a qu'un pas.

Voici comment M. Dubois (d'Amiens) définit, d'après Müller, le rôle de la matière. « La matière, dit-il, ne modifie pas l'essence de l'âme, mais son activité. » Suivant lui, cette définition est très lumineuse. Soit. La formule est bonne ; elle est celle de Gall ; elle est la nôtre. Toutefois, si M. Dubois la croit nouvelle et s'imagine qu'elle résout le problème de l'alliance des deux principes et de la formation de la pensée, il est sous le coup d'une profonde illusion. C'est purement et simplement une hypothèse, dont, pour le dire en passant, Müller, approuvé en cela par M. Dubois, a fait une téméraire application à la folie. Cet auteur conclut, en effet, en vertu de son prétendu axiome que toute aliénation mentale ou activité désordonnée de l'âme annonce un changement dans les conditions de la matière. D'autres déjà étaient arrivés à une semblable conclusion par un détour analogue, en supposant la fusion complète des deux substances et la simultanéité de leur action dans chaque acte cérébral. Mais qui ne voit dans tout cela des subtilités voilant notre ignorance et cachant même un danger véritable ? car on préjuge mal à propos du mode d'union à la matière et de l'inaltérabilité d'un être, de l'âme, dont la nature, sinon l'existence, est tout-à-fait problématique ; car, sans s'en douter, par l'importance exclusive qu'on accorde à la substance matérielle dans les fonctions intellectuelles et morales on tombe dans le matérialisme que l'on combat, on détruit la liberté morale pour laquelle on s'insurge.

Arrivons enfin à la grande question, à la question capitale, celle du *libre arbitre*. Mais d'abord qu'est ce que le libre arbitre ? Étrange mystère ! Consultez l'homme sur l'empire qu'il peut exercer sur lui-même, il le conçoit sans limites. Descendez dans la réalité, il devient le plus souvent le misérable jouet des passions qui l'assiégent. En présence des objets qui les peuvent satisfaire, ses plus fermes résolutions échouent : un invincible instinct conduit le joueur au tripot qu'il maudit ; chez l'avare, l'intérêt étouffe tout sentiment d'équité et de bienveillance. Il ne faut pas, me disait dernièrement quelqu'un d'esprit, pourtant ennemi de Gall, attendre de l'homme des choses au-dessus de sa nature. Pourquoi donc, s'il a le pouvoir de choisir entre le bien et le mal, néglige-t-il le bien qu'il estime, s'adonne-t-il au mal qu'il réprouve ?

Gall définit ainsi le libre arbitre : « la faculté de se déterminer ou d'être déterminé par des motifs. » Rien ne paraît plus clair et plus vrai. Pour M. Flourens, néanmoins, le libre arbitre est tout autre chose : « c'est le pouvoir de se déterminer *contre tout motif.* » Prise littéralement, cette proposition serait ridicule ; mais nous n'avons pas l'habitude d'épiloguer sur les mots, et nous aurons l'indulgence d'y ajouter une épithète qui est dans l'esprit de l'auteur assurément, celle de *raisonnable.* Il est évident, en effet, que M. Flourens a voulu dire que l'homme, fût-il poussé à une action par la passion la plus forte ou les raisons les plus pressantes, pouvait néanmoins ne pas la faire ou en faire une tout opposée. Eh bien! cela ne contrarie en rien l'opinion de Gall ; car, quelque cas de détermination volontaire que vous imaginiez, le motif en sera louable ou non, mais jamais il n'arrivera sans motif. Tout m'invite à rester en France, mes intérêts, ma santé, mes goûts ; mais, par cela seul que j'en ai le pouvoir, je me décide à partir pour la Russie que j'abhorre et dont le climat m'est funeste. Ce départ sans doute a lieu contre tout motif raisonnable, mais non pas sans motif : j'obéis à une impulsion, au désir de faire acte de liberté.

Au reste, M. Flourens se renferme dans des termes généraux d'où ne ressort que vaguement la tendance fataliste de Gall. L'argumentation de M. Dubois est beaucoup plus directe et serrée. Mais, outre quelques assertions inexactes, chaque coup porté par M. Dubois à son adversaire retombe sur lui-même. « Gall, dit-il, subordonne l'exercice de ses facultés à l'action d'autant de morceaux de substance cérébrale. Or, si ces morceaux manquent ou sont peu développés, que devient le libre arbitre? Comment voulez-vous qu'on raisonne sans l'organe de la raison, qu'on sente l'injustice de ses désirs ou qu'on craigne un juge éternel et indépendant, si l'on ne possède ceux de la notion du juste et de l'injuste et de la religion? On ne peut être responsable des actions les plus condamnables quand, poussé au mal, on n'a aucune vocation pour le bien qu'on ignore. Par la même raison, il n'y a aucun mérite aux plus hautes qualités comme à la conduite la plus honorable, puisqu'elles proviendraient de la prédominance des bons organes sur les mauvais. Dans l'hypothèse même d'un équilibre parfait entre les organes, les actions, étant la résultante des forces diverses, seraient encore destituées de moralité. Dans tous ces cas, l'homme subit la loi de son organisation.

Cette conséquence, si elle était vraie, découlerait de la doctrine de M. Dubois comme du système de Gall. Nous l'avons vu, en effet, selon M. Dubois, l'âme emprunte son activité à la matière. Or, n'est-ce pas admettre que les modifications de cette activité correspondent à des changements organiques, et que l'homme n'étant pas maître des conditions matérielles de ses organes ne l'est pas davantage de ses actions? Partant, ces actions, relativement à celui qui les commet, ne sont ni bonnes ni mauvaises ; car que, dans un ordre donné d'opérations l'âme soit gouvernée par le cerveau en masse ou par quelques-unes de ses parties, elle est toujours esclave et privée du libre arbitre. De fait, la liberté morale de l'homme n'est nullement intéressée à la solution du problème de la pluralité ou de la non-pluralité d'organes dans le cerveau. Mais, dans son appréciation de Gall, M. Dubois néglige une circonstance importante, et c'est là la cause de son erreur. Il oublie que Gall reconnaît l'âme, pouvoir intellectuel et moral supérieur à l'organisation, et que si à ses yeux, dans la formation des actes cérébraux, la matière influe sur ce pouvoir ou moi selon des conditions déterminées, le moi à son tour, doué d'une force intrinsèque, réagit sur la matière, mais d'après des lois inconnues, inappréciables, tout-à-fait mystérieuses. Là git toute la question du libre arbitre, dans la fixation du degré de spontanéité virtuelle du moi. Malheureusement, l'ignorance où nous sommes du moi, et par cela même de sa puissance, rend cette question insoluble. Jusqu'à quel point et comment l'âme peut-elle se déterminer indépendamment de la matière, il est impossible de le dire. Aussi Gall s'incline-t-il sagement devant ce mystère. Seulement, s'il sent son impuissance à pénétrer les causes de la volonté libre qu'il reconnaît chez l'homme, il ne s'en livre qu'avec plus d'ardeur à l'étude permise des restrictions et des variations que peuvent apporter dans les manifestations de cette faculté les excitations charnelles.

Gall distingue à juste titre les désirs et les volitions des déterminations de la volonté. Les désirs et les volitions naissent de l'instinct, des besoins matériels, du tempérament. On ne saurait les imputer à crime, puisque le principe en est dans la nature. Les déterminations, au contraire, résultent d'un acte plus ou moins réfléchi de l'être pensant et voulant. Elles emportent responsabilité, étant la conséquence d'un choix volontaire, de l'exercice du libre arbitre. D'après cette distinction, qui est unanimement admise, les organes cérébraux des phrénologistes ne sont donc point incompatibles avec la liberté morale, celle-ci en effet n'excluant point les passions dont ils seraient la source, et qu'elle est au contraire destinée à régler et même à contraindre.

Quelle que soit l'origine des passions, matérielle ou morale, qu'elles tiennent à l'ensemble du cerveau ou à la disposition respective de ses parties, leur existence et leur diversité chez les individus est un fait incontesté. Maintenant, au point de vue moral, leur empire sur la volonté n'est pas moins réel et quelquefois véritablement irrésistible. On chercherait vainement, en haine de Gall, à repousser une vérité que tout confirme : le sentiment universel, la philosophie, la religion, la législation. *Chasses le naturel, il revient au galop. L'esprit est prompt et la chair est faible. Deux rivaux sont ennemis nés. L'amour-propre blessé ne pardonne guère. Le plus bel héroïsme consiste à se vaincre soi-même. Qui ignore l'amour est heureux, qui le dompte est illustre.*

*Sans le soutien de la grâce l'on ne peut rien pour son sa-
lut.* » Qui mieux que l'Évangile a reconnu les différents
degrés de force du libre arbitre? N'est-il pas annoncé que
chacun de nous sera jugé moins d'après ses œuvres que suivant les dons qu'il aura reçus, et que Dieu ouvre aux faibles
les trésors de sa miséricorde? On ne fera point, dit l'apôtre,
un mérite de sa conduite à l'homme sans passions qui n'aura
point eu à combattre, mais le prix sera à celui qui, ayant eu
à soutenir une lutte violente, aura remporté la victoire.
Avant qu'on eût accordé aux accusés le bénéfice des circonstances atténuantes, la loi avait déjà prévu, par une sage
gradation des peines pour un même crime, que certaines
situations de l'esprit sont capables d'affaiblir, de briser
même les ressorts de la volonté. Jamais on n'a mis sur une
même ligne avec le meurtre ordinaire le meurtre commis
dans un accès de jalousie, de colère ou dans un cas de légitime vengeance. Il est bien différent de voler sans nécessité ou d'y être excité par la faim et la misère. Cependant
si le libre arbitre était absolu, toutes ces fautes devraient
être égales et mériter un semblable châtiment. Vraisemblablement Dracon en avait jugé ainsi quand il porta ses ter-
ribles lois.

M. Flourens veut que l'homme sache qu'il a en lui *une
force libre et que cette force ne doit point fléchir.* Très
bien, mais cette science empêche-t-elle que souvent la nature soit plus forte que la volonté? On le veut parce que
ce principe, dit-on, est le pivot de la morale; mais quelle
serait la validité d'une morale obligée de prendre son point
d'appui en dehors des faits et de la vérité? C'est sur de
telles données fausses et rigides qu'on a, dans les siècles pas-
sés, fondé des institutions si contraires aux besoins et au
bien-être du genre humain. Qu'on y songe, d'ailleurs, c'est
l'avis de beaucoup de législateurs, les lois les plus redoutables, auxquelles personne ne nie à la société le droit de re-
courir pour se défendre, ont moins pour but peut-être de
punir les coupables que de prévenir par l'effroi les effets de
leur perversité. Qui oserait assurer qu'une foule d'êtres
voués au bagne ou à l'échafaud ne doivent point leurs fa-
rouches instincts à une nature mauvaise secondée par une
vicieuse éducation? Quand tout sollicite au mal sans que

rien ramène au bien ou que même le discernement manque, le malheureux qui obéit à ses penchants n'est-il pas en
réalité plus à plaindre qu'à maudire ? Telle est, du moins,
la pensée à laquelle conduit l'observation, et que viendrait
sanctionner scientifiquement la doctrine de Gall.

Au reste, M. Dubois commet, au préjudice de cette
doctrine, une autre méprise. Il suppose qu'un homme
qui n'aurait point les organes des sentiments du juste
et de l'injuste et de la divinité ne devrait avoir aucune
notion de la justice et de Dieu. Cette méprise est la
conséquence du point de vue erroné auquel nous avons vu
qu'il s'est placé vis-à-vis de Gall. Il confond l'intelligence
des choses justes et de l'Être suprême que le raisonnement
donne à tout le monde avec la propension naturelle à l'a-
mour de la justice et à la vénération divine, ce qui est très
différent. Eh bien ! si effectivement, chez ceux où ces morceaux de substance cérébrale dont M. Dubois se rit avec tant
de grâce sont extrêmement développés, on remarque une
parfaite intégrité, une religiosité profonde; si, au contraire,
l'atrophie des susdits morceaux coïncide avec une absence
complète de ces mêmes qualités, pourquoi refuserait-on de
croire à leurs fonctions spéciales ? C'est donc un fait à vérifier, en ayant soin, toutefois, de considérer les tendances
natives ; car la volonté souvent parvient à les effacer ou à
les suppléer, l'atrophie d'un organe cérébral étant d'ailleurs,
chez l'individu doué de bon sens, un être de raison. Male-
branche était moins absolu que MM. Dubois et Flourens à
l'occasion du libre arbitre. Quoique ce philosophe vît tout
en Dieu, il accordait une grande influence à l'organisation
sur nos penchants, et par conséquent dans les déterminations de la volonté. Aussi voulait-il que, pour apprendre
à nous connaître nous-mêmes, nous étudiassions les causes
matérielles des changements qui nous arrivent. Or, c'est à
cette étude que Gall a consacré sa vie entière.

Pour couronner son triomphe sur cette question du libre
arbitre, M. Dubois prête encore à Gall l'idée du développement fatal du cerveau et de l'impuissance de l'éducation
à modifier la nature. Il est un point de cette assertion qui
demande à être expliqué, et un autre tout-à-fait inexact.
Nous naissons sans contredit avec un type originel, dont il

n'est point en notre pouvoir d'arrêter les évolutions. Grand, moyen, petit, gros ou fluet, fort ou faible, chacun a sa forme, son tempérament, et ce qui s'entend du corps en général s'applique également à l'organe cérébral en particulier. Mais si la formation de nos parties obéit ainsi forcément à un plan primitif résultant des lois génésiques, est-ce à dire que les conditions dans lesquelles nous nous trouvons placés soient sans effet sur leur degré de perfectionnement et d'activité surtout? Ne voit-on pas, au contraire, le régime, l'exercice, les habitudes déterminer sous ce double rapport les plus grandes modifications; par exemple, les meilleures constitutions s'appauvrir au sein des villes et du repos, les plus chétives se fortifier par une bonne nourriture, le grand air et le travail des campagnes? Pourquoi la manière dont on use de la gymnastique intellectuelle et morale n'aurait-elle pas le même pouvoir sur le cerveau? Est-ce que nous demeurons isolés? est-ce que, dès notre enfance et pendant notre vie, mille impressions ne sont pas capables de communiquer à notre esprit et à nos penchants les directions les plus variées? Bien loin de méconnaître ces résultats, la phrénologie les proclame hautement; que dis-je, c'est dans leur étude approfondie qu'elle puise et des règles véritablement physiologiques pour l'éducation, et des données plus sûres pour la législation, et des motifs d'honorer la religion, qui vient en leur imprimant le sceau de sa bienfaisante autorité les corroborer l'une et l'autre.

Une grave illusion domine les antigallistes. Ils concluent de l'existence des organes multiples du cerveau à la permanence de leur action; comme si la plupart des fonctions ne s'exécutaient pas d'une manière intermittente, et ne pouvaient même demeurer inactives? La digestion n'est point incessante, la force musculaire n'est pas sans cesse mise en jeu. Il en est de même des facultés intellectuelles et morales. Les passions notamment offrent des intervalles pendant lesquels l'homme est soustrait à leur tyrannie. Or, c'est dans ces moments de silence qu'ayant le loisir de mesurer leur danger, il peut, par de bonnes résolutions, se prémunir contre leur retour ou leur entraînement. Aussi la religion fait-elle, à bon droit, un précepte d'une continuelle vigilance sur soi-même, de la fuite des tentations. Que de per-

mes, en effet, à force de persévérance, parviennent à
dompter leurs mauvais penchants? Plus ces penchants sont
prononcés, plus surtout ils ont de racines dans le cœur,
plus la lutte est pénible et chanceuse, car alors il y a moins
de place et d'avantages pour la réflexion. Tel maîtrisera à
la fin un caractère emporté, qui n'aurait jamais pu résister
aux mouvements durables de l'impérieuse volupté et de la
sombre jalousie, circonstance importante à considérer, si
l'on veut établir une échelle équitable de la responsabilité
qu'encourent les actions humaines. Ainsi toujours, quoique souvent elle fléchisse sous le coup de leur impétuosité,
la volonté libre apparaît au-dessus des passions et indépendante de leur cause, c'est-à-dire de l'organisation. Cette
indépendance est si réelle, que, dans certaines monomanies
lucides, la raison triomphe parfois des plus fortes impulsions.
Qui n'a lu l'histoire de cette excellente nourrice qu'un besoin irrésistible poussait à immoler l'enfant dont elle avait le
soin et qu'elle chérissait? Vingt fois la pitié et l'horreur du
crime qu'elle allait commettre lui firent tomber le couteau
des mains. J'ai connu un brave jeune homme subjugué ainsi
violemment par des pensées homicides. Comme dans l'hy-
drophobie, où l'on éprouve l'envie de mordre, il avertissait sa
femme et ses enfants du penchant qui le portait à les détruire et les engageait à écarter tous les objets qui auraient
pu servir d'instrument à sa fureur. Dans son désespoir, pour
ne pas tuer les autres, l'infortuné se tua lui-même. Si l'osais
enfin, pour terminer sur cette question du libre arbitre, user
d'une comparaison qui me paraît indiquer parfaitement le
rôle respectif de l'âme et de la matière dans la faculté de se
déterminer, je dirais que la volonté exerce sur les passions
l'empire d'un maître qui commande à de belles et tyranni-
ques esclaves par lesquelles il est fréquemment asservi.

Des trois genres d'arguments que nous avons examinés,
le dernier n'a donc point une base plus solide que les deux
autres. L'originalité des idées de Gall est incontestable; on
n'a point démontré leur fausseté, et le danger qu'on leur
suppose est tout-à-fait imaginaire. En dépit de ses justes
protestations, on s'est obstiné à ne voir dans l'auteur du
système cranioscopique qu'un matérialiste: voilà la source
des préventions dont il a été l'objet. Cependant, en réalité,

nulle doctrine plus que la sienne ne fournit de motifs concluants en faveur de l'existence d'une âme indépendante; aucune ne répand une lumière plus éclatante sur tous les faits de l'ordre intellectuel et moral. Je dirai même que l'accord de ces faits avec les principes de la phrénologie constitue une forte présomption de la vérité de cette science, à part les observations sur lesquelles elle s'appuie, et qui, nous croyons l'avoir prouvé, n'ont point vraiment été ébranlées. S'il en est ainsi, pourquoi dès lors dédaignerait-on de s'adonner à une étude curieuse et susceptible peut être des plus fécondes applications à la physiologie, à l'éducation, à la législation, à la médecine? Déjà, du moins, sous ces différents rapports, et comme conséquences plus ou moins avouées du système de Gall, des idées plus saines ont pénétré dans l'opinion. Le chaos des nomenclatures physiologiques a fait place à une classification plus rationnelle des facultés cérébrales. Jusqu'ici les enfants ont été soumis au fatal niveau d'une instruction commune ; on commence à sentir le besoin d'approprier autant que possible cette instruction à la diversité des natures. De sages tempéraments sont apportés dans les lois. Beaucoup d'économistes doutent aujourd'hui de l'utilité des maximes qu'on leur a données pour fondement, et si, par exemple, au lieu d'ériger en principe le sacrifice de l'intérêt particulier à un prétendu intérêt général, le bon sens n'exige pas plutôt qu'on vise à l'amélioration du sort et au perfectionnement des individus dont la somme forme la société tout entière. Enfin, sans parler d'une foule d'autres indications hygiéniques et thérapeutiques, n'est-ce pas dans la doctrine de Gall que notre savant confrère, M. Voisin, a puisé le principe des heureuses innovations qu'il a introduites dans le traitement des idiots?

Ou je m'abuse étrangement, ou la phrénologie est loin de mériter le dédain que ses détracteurs affectent pour elle. Ils ont spécialement dirigé leurs coups à son endroit le moins attaquable. Justifiée par la théorie, c'est aux faits seuls, en effet, qu'il faut demander ou de la confirmer, ou de la détruire. Gall en était convaincu. Aussi est-ce sur le terrain de l'expérience qu'il s'efforce sans cesse d'amener ses adversaires. « Je ne laisserai, dit-il, aucune excuse à ceux qui, par préjugé ou par suffisance, négligent la partie la plus

essentielle, la plus utile, la partie expérimentale de la physiologie du cerveau. »

Il est toutefois une crainte dont sont agités quelques
esprits, et qui est devenue pour eux une cause d'incrédu-
lité. Cette crainte dérive du pouvoir exhorbitant qu'aurait le
phrénologiste, et qui, par l'usage, s'étendrait à tous, de
juger les hommes d'après l'inspection de leur crâne. Que
d'abus ne devrait pas, disent-ils, engendrer ce pouvoir, s'il
était réel? Quelle défiance introduite dans le commerce de
la vie! combien de faux jugements sur les personnes! que
d'injustes antipathies soulevées! que de funestes liaisons
contractées! Toutes ces prévisions auraient de la portée, sans
doute, si le moindre coup d'œil jeté sur la manière dont
s'établissent les relations sociales n'en démontrait l'illusion.
Mais, telle est l'estime que chacun professe pour soi-même,
qu'on se croit aisément l'objet de la faveur et de l'approba-
tion des autres. Cette disposition survit aux plus nombreuses
déceptions. Il s'ensuit que nos opinions sur le compte de nos
semblables sont rarement préventives. Elles se fondent sur
ce qu'ils font, et non, à priori, sur ce qu'ils sont capables de
faire. Les prénotions phrénologiques assurément change-
raient peu nos habitudes à cet égard, et quoi qu'il arrivât,
une personne ne nous apparaîtrait jamais bonne ou mauvaise avant d'avoir donné des marques de l'une ou de l'autre
de ces qualités. Tout au plus ces prénotions pourraient-elles,
dans la pratique du monde, nous engager à une circonspec-
tion salutaire. Le présent, d'ailleurs, répond de l'avenir; car
il existe beaucoup de partisans convaincus de la phrénologie,
et l'on n'observe point en eux des gens bizarres ou exagérés.

FIN.

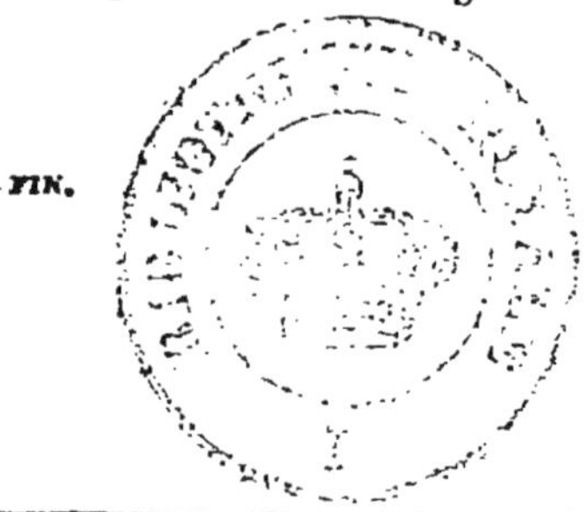

Paris.—Imprimerie de COSSON, rue du Four-Saint-Germain, 47.